Nesibe Özdemir

Was wir glauben, wer wir sind

Nesibe Özdemir

Was wir glauben, wer wir sind

Vom Mut, sich neu zu denken

Geschichten aus der Psychotherapie

BELTZ

Die im Buch veröffentlichten Hinweise wurden mit größter Sorgfalt und nach bestem Gewissen von der Autorin erarbeitet und geprüft. Eine Garantie kann jedoch weder vom Verlag noch von der Verfasserin übernommen werden. Die Haftung der Autorin bzw. des Verlags und seiner Beauftragten für Personen-, Sach- oder Vermögensschäden ist ausgeschlossen.

MIX
Papier aus verantwortungsvollen Quellen
FSC® C089473
www.fsc.org

Klimaneutral
Papier
ClimatePartner.com/13732-1910-1001

Dieses Buch ist erhältlich als:
ISBN 978-3-407-86756-8 Print
ISBN 978-3-407-86757-5 E-Book (EPUB)

2. Auflage 2022

Lektorat: Judith Roth und Dorothea Bühler
Einbandgestaltung: Vietmeier Design, München
Bildnachweis: Claire Desjardins / clairedesjardins.com

Herstellung: Sarah Veith
Satz: Publikations Atelier, Dreieich
Druck und Bindung: Beltz Grafische Betriebe, Bad Langensalza
Beltz Grafische Betriebe ist ein klimaneutrales Unternehmen (ID 15985-2104-100).
Printed in Germany

Weitere Informationen zu unseren Autor:innen und Titeln
finden Sie unter: www.beltz.de

Für die Menschen, die mir ihre Geschichten
anvertraut haben, und für alle,
die sich in den Geschichten wiederfinden.

Inhalt

Vorwort

Als ich anfing, dieses Buch zu schreiben, war mein Kopf voller Geschichten, die mir Patient:innen erzählt hatten. Ich schrieb sie nach und nach auf und merkte während des Schreibens, wie die Grenzen zwischen ihren Geschichten und meiner eigenen ineinander übergingen. In diesem Buch ist in jedem Kapitel auch ein wenig meiner eigenen Geschichte mit eingeflossen und viele der Fragen, die ich hier gestellt habe, richten sich auch an mich selbst.

Denn keine:r von uns ist frei von diesem Thema: Wir alle haben hilfreiche, aber auch hinderliche Annahmen über uns selbst und sie ähneln sich oft sehr.

Während ich diese letzten Zeilen für das Vorwort schreibe, sitze ich in einem Berliner Café vor einer großen Fensterfront. Neben mir sitzen Menschen vor ihren Laptops und arbeiten. Draußen tobt das Leben. Mein Blick schweift immer wieder zu den Menschen, die vor dem Café vorbeilaufen, und ich frage mich, welche Glaubenssätze sie wohl antreiben. Ich meine das nicht bewertend und stelle auch keine Ferndiagnosen. Denn Glaubenssätze sind nichts Pathologisches. Sie sind vollkommen normal. Weil sie uns alle betreffen und wir damit die Norm sind.

Auch deine Glaubenssätze können hinderliche Annahmen über dich selbst beinhalten und im Zusammenspiel mit vielen weiteren bio-psychosozialen Faktoren zu einer behandlungsbedürftigen Erkrankung führen. Dennoch haben sie ihre Daseinsberechtigung, denn es gab mal eine Zeit in unserem Leben, in der sie die beste Erklärung für die Informationen waren, die wir von der Welt erhalten haben. Sie haben uns das Leben, die Menschen und die Welt erklärt. Sie wurden zu unserem inneren Kompass. Aber wir wachsen und reifen und das Leben um uns herum verändert sich mit uns. Daher ist es Zeit, den alten Kompass auf seine Richtigkeit zu überprüfen und gegebenenfalls neu auszurichten.

Während ich in den folgenden Kapiteln die Geschichten meiner Patient:innen mit dir teile und dabei auf ihre individuellen Glaubenssätze eingehe, findest du im letzten Kapitel einen Fragenkatalog, der dir helfen kann, deine eigenen Glaubenssätze zu erkennen und zu hinterfragen.

Ich wünsche dir auf der Suche nach deinen eigenen Glaubenssätzen und bei der Arbeit an ihnen ein mitfühlendes Selbst. Ich wünsche dir Empathie mit dir selbst, auch wenn du diese zunächst täglich einüben musst. Ich wünsche dir, dass du dich selbst so betrachten kannst, wie dich die Menschen sehen, die dich lieben.

Einleitung

Nicht zuletzt wegen der aktuellen Coronapandemie erhalten Psychologie und Psychotherapie immer mehr Aufmerksamkeit. Selbstfindung, Selbsterkenntnis und Selbstliebe sind in aller Munde. Aber wie finde, erkenne und liebe ich mich selbst? Sucht man nach diesen Schlagwörtern im Internet, erhält man einige Schritt-für-Schritt-Anleitungen, die – konsequent ausgeführt – angeblich zu mehr Selbstliebe führen sollen.

Beziehungen werden dagegen immer mehr als problematisch und sogar »toxisch« angesehen. Der Fokus geht auf das Individuum, auf das eigene Selbst. Nicht ungewöhnlich für eine individualistisch geprägte Gesellschaft.

Ich muss mich nur selbst finden und lieben. Alles andere ist nebensächlich.

Aber wie erkennt man sich selbst ohne einen Spiegel? Wie findet man sich ohne einen Wegweiser und wie liebt man sich ohne ein Gegenüber?

Die Interaktion mit anderen Menschen ist eine der wichtigsten Quellen, die wir haben, um mehr über uns selbst zu erfahren. Ich kann mich in mein stilles Kämmerlein zurückziehen und mich mit mir selbst, meinen Gedanken und meiner Geschichte befassen. Das kann zu tiefer Selbsterkenntnis oder aber auch zu Selbstverwirrung führen. Sobald ich aber mein Kämmerlein verlasse und mich in die Interaktion mit anderen Menschen begebe, erfahre ich mich auf eine Weise, die ich für mich allein nicht imstande bin nachzubilden.

Was machen bestimmte Blicke, die Mimik, Gestik und das Verhalten anderer mit mir?

Warum lösen bestimmte Themen bestimmte Gefühle in mir aus und welche sind das?

Was macht meine Erfahrungswelt mit meiner Wahrnehmung? Was hat meine Biografie und meine persönliche Geschichte mit dem zu tun, wie ich meine Welt, mein Gegenüber und mich selbst wahrnehme?

Warum bewerte ich andere Menschen, Dinge oder Taten, wie ich sie bewerte? Woher kommen meine Überzeugungen über andere? Woher stammen meine Überzeugungen über mich? Und über die Welt?

Wer hat mir vermittelt, dass ich nicht gut genug sei, dass ich nicht liebenswert oder im Grunde unfähig sei, und wann habe ich angefangen, das zu glauben?

Wenn ich meinen Patient:innen gegenübersitze und aktiv zuhöre, stelle ich mir viele Fragen. Warum erzählt mir dieser Mensch gerade genau diese Geschichte – viel mehr noch – genau diesen Teil seiner Geschichte? Ich frage mich, worum es in dieser Geschichte wohl wirklich geht und wo sie eigentlich herkommt. *Wer hat dir diese Geschichte von »Ich bin nicht gut genug« erzählt und warum erzählst du sie dir weiterhin? Und wer wärst du ohne diese Geschichte?*

Doch die wichtigste Frage, die ich mir zu Beginn stelle, ist natürlich: *Was ist deine Geschichte?*

Mir geht es dabei nicht um das einfache Erzählen einer Biografie. Jede:r von uns mit einem aktiven Gedächtnis kann auf diese Frage antworten und bestimmte Fakten über sich selbst in einer zeitlich korrekten Reihenfolge wiedergeben. Interessant wird es dabei aber erst wirklich, wenn wir uns den dazwischenliegenden Themen widmen. Mich interessieren dabei die Fakten weniger, sondern die Dinge, die als Fakten wahrgenommen werden, aber eigentlich keine sind. Die Dinge über sich selbst, die man nach und nach geglaubt hat, obwohl sie nie überprüft worden sind. Die Annahmen, die einfach aufgenommen und nicht mehr reflektiert worden sind. Die ihren Weg ins Unterbewusstsein gegangen sind und sich dort festgesetzt haben. Und die von da aus still und unauffällig unsere Wahrnehmung beeinflussen und die Macht darüber haben, wie wir bestimmte Situationen, andere Menschen, die Welt und uns selbst bewerten.

Damit haben sie auch einen großen Einfluss auf unsere Gefühle, unsere Gedanken und unser Verhalten.

Diese tief verankerten Annahmen, die wir ohne Überprüfung übernommen haben und die uns heute leiten können, nennen wir Glaubenssätze.

Das Thema Glaubenssätze erhält immer mehr Beachtung und eine Auseinandersetzung mit den eigenen hinderlichen Glaubenssätzen wird in vielen psychologischen Ratgebern empfohlen. Aber was genau sind eigentlich Glaubenssätze?

Was sind Glaubenssätze?

Ein Glaubenssatz ist im Prinzip: ein Satz, den man *glaubt* – unabhängig davon, ob er *wahr* ist.

Ein Glaubenssatz ist eine Annahme, eine Überzeugung oder auch eine Lebensregel. Es ist nichts, was wir *wissen* und mit Fakten belegen können, sondern etwas, was wir *glauben* und mit Erfahrungen und Interpretationen versuchen zu bestätigen.

Ein Glaubenssatz besteht wiederum aus Annahmen, die eine Person über sich selbst, über andere Menschen und über die Welt hat. Er besteht aus den eigenen Interpretationen und Bewertungen.

Ein Glaubenssatz kann eine »Wenn, dann«-Regel beinhalten (»Wenn ich genug leiste, dann bin ich ein wertvoller Mensch«, »Erst die Arbeit, dann das Vergnügen«), oder auch eine Erlaubnis, Verbote und Einschränkungen umfassen (»Du darfst/musst/kannst nicht …«). Glaubenssätze sind inhaltlich oft stark verallgemeinernd und klingen daher wie absolute Wahrheiten (»Es war schon immer so, dass …«, »Jeder weiß, dass …«, »So ist das eben!«). Das verschafft ihnen eine gewisse Autorität, sodass sie selten hinterfragt werden.

•

Als mein Patient Herr X. zur vereinbarten Sitzung erschien, war es bitterkalt draußen. Und das Thema, was er mitbrachte, sorgte für eine zusätzliche Kälte in ihm.

»Schon als Kind habe ich gelernt, dass ›man niemals weinen darf, wenn man kämpft‹. Das war schon sehr früh mein Leitspruch«, erklärte mir Herr X. mit überzeugter Miene.

»Wo haben Sie das gelernt?«, fragte ich.

»Bei meinem Stiefvater. Er war ein Monster. Er hat mich kritisiert, entwertet, beleidigt und erniedrigt, wo er nur konnte.« Sein Blick war eisern.

»Können Sie mir schildern, was genau geschehen ist?«

»Ich erinnere mich beispielsweise an eine bestimmte Situation, in der wir einen Film geschaut haben, der ein trauriges Ende hatte. Ich war so gerührt davon. Ich wollte weinen. Aber ich wollte stark sein. Vor ihm. Ich habe mich so zusammengerissen, nicht zu weinen, und war etwas stolz darauf, so stark bleiben zu können. Dann sagte er zu meiner Mutter: ›Dein Junge heult doch gleich los!‹, und grinste dabei«, erzählte Herr X. und presste dabei seine Zähne und Lippen zusammen, als würde er etwas zurückhalten.

Womöglich Tränen?, fragte ich mich.

»Und Sie haben dann geweint?«, sprach ich den Gedanken aus.

»Ja. Ich musste sofort losweinen. Das letzte bisschen Kraft, was da war, um gegen die Tränen anzukämpfen, erlosch in dieser Sekunde. Das war so demütigend.«

Ich konnte die Scham für wenige Sekunden in seinen Augen sehen – bis sie sich blitzschnell in Wut verwandelte.

Gefühle haben Funktionen. Wut aktiviert uns und ist in den meisten Fällen sehr nützlich. Beispielsweise um uns zu schützen, damit wir uns zur Wehr setzen können oder eigene Grenzen verteidigen können. Ich dachte an seinen Leitspruch: »Weine niemals, wenn du kämpfst.«

Die allermeisten von uns würden bei dieser Aussage wohl an einen tatsächlichen Kampf im Sinne einer körperlichen Auseinandersetzung mit einem Feind oder Gegner denken. In seinem Fall war aber die Person, die ihn großziehen sollte, die verantwortlich für ihn war und eigentlich eine Vorbildfunktion und eine beschützende Funktion für ihn haben sollte – nämlich sein Stiefvater –, in der Rolle des Feindes, des Gegners. Jeder Tag mit diesem Mann war ein Kampf. Herr X. war also im Krieg groß geworden. Im Krieg kämpft man. Und im Kampf weint man nicht.

Das hatte er gelernt, das waren seine Annahmen über sich selbst, die Welt und andere Menschen. Und aus diesen und vielen weiteren Annahmen leiteten sich seine Glaubenssätze ab. Und sie machten ihn zu einem sehr erfolgreichen Mann mit einer steilen Karriere. Zu einem Kämpfer und auch einem Retter mit einem starken Sinn für Gerechtigkeit, der sich gern für die Schwächeren einsetzte.

Spätestens hier wird klar, dass unsere Glaubenssätze nicht immer hinderlich sind. Sie entstehen vielleicht aus misslichen Umständen, aber sie können ein hervorragender Motor für uns sein, der uns antreibt und erfolgreich macht.

»Hinter jeder starken Person steht eine Geschichte, die ihr keine Wahl gelassen hat.«

Unbekannt

Und doch gibt es Bereiche, in denen Glaubenssätze zur Herausforderung werden können. Während Glaubenssätze wie »Ich muss stark sein« und »Ich darf keine Schwäche zeigen« im Berufsleben sehr förderlich sein können, sorgen sie im Privatleben eher für Probleme. Sie machten ihn also zu einem »Kämpfer« und machten ihn erfolgreich, aber sie nahmen ihm auch etwas.

Da, wo Kampf ist, fehlt Liebe. Und da, wo Krieg ist, fehlt Frieden.

Echte, intime Beziehungen konnte er kaum zulassen, denn sie waren bedrohlich für ihn. Ein Mensch, der den Glaubenssatz »Ich bin nicht liebenswert« verinnerlicht hat, empfindet jede echte, emotionale Nähe und jedes ernsthafte Bindungsangebot als potenziell bedrohlich, denn es könnte die demütigenden Gefühle aktivieren, die mit diesem Glaubenssatz verbunden sind.

Dieser Mann ist in einer Familie aufgewachsen, in der verbale und körperliche Gewalt an der Tagesordnung standen. Was assoziiert er also mit Familie? Was verbindet er mit Nähe? Was heißt Bindung für ihn? Wie sicher ist Bindung für ihn?

Wenn er auf seine Mutter blickt, sieht er Schwäche.

Das verunsichert und macht Angst.

Wenn er auf seinen Stiefvater blickt, sieht er Aggression und Krieg.

Das schmerzt und macht wütend.

Wenn die ersten Bindungserfahrungen geprägt von Angst, Verunsicherung, Schmerz und Wut waren, wie kann er sich dann jemals sicher in einer echten Bindung fühlen? Gleichzeitig besteht aber der innere Wunsch nach Nähe und Bindung.

»Schaue ich in das Leben glücklicher Familien, wünsche ich mir ein solches Glück auch für mich«, sagte er einmal.

Aber er schaut nur von außen, aus der Ferne, aus einer sicheren Distanz. Und Distanz ist das Gegenteil von Nähe und Bindung. Da sind diese Annahmen, tief in ihm, die ihn vor dieser Nähe und damit vor der echten Bindung zurückhalten. Denn Bindung braucht Nähe, aber Nähe ist bedrohlich, Nähe kann zum Weinen führen. Und Weinen ist schwach. Das hat er als Kind erfahren: Nähe wird bestraft, während Distanz sicher ist.

Bindung ist ein Kampf. Und im Kampf weint man nicht.

Das ist zumindest das, was er bis dahin glaubte.

•

In diesem Buch erzähle ich Geschichten wie diese.

Es handelt sich nicht um fiktive Geschichten und doch sind sie nicht immer wahr. Denn sie stecken voller hinderlicher und unwahrer Glaubenssätze.

Sie sind die Art von Geschichten, die ergreifen, faszinieren und bewegen, wenn man sie hört oder liest. Wenn man sie aber *lebt*, dann sind sie schwer, belastend, kompliziert und hinderlich.

Ich habe mir die Geschichten angehört und gemeinsam mit meinen Patient:innen versucht, den hinderlichen Glaubenssätzen, die in ihren Geschichten stecken, auf die Spur zu kommen, sie zu hinterfragen und damit ihre zukünftige Geschichte zu beeinflussen.

Wir Menschen lieben Geschichten. Wir erzählen sie uns über viele Generationen hinweg. Sie bringen uns zum Nachdenken, zum Schmunzeln oder auch zum Fürchten. Meistens enthalten sie eine bestimmte Botschaft, die an den:die Zuhörer:in gerichtet ist und ihn:sie etwas lehren soll. Damit haben Geschichten natürlich auch eine gewisse Macht, denn sie können das Verhalten von Menschen beeinflussen, ohne dass es diesen unbedingt bewusst sein muss.

Was wir Menschen machen, wenn wir eine als Fantasiegeschichte verpackte Botschaft hören, ist Folgendes: Wir versetzen uns in die Lage der Protagonist:innen der Geschichte und erleben ihre Geschichte mit, indem wir in ihren Schuhen laufen, durch ihre Brille schauen. Wir wissen, dass wir während der gesamten Zeit sicher sind und uns nicht wirklich etwas Bedrohliches zustoßen kann. Aber wir können die Emotionen trotzdem so miterleben, als wären wir direkt beteiligt. Wir lassen uns auf dieses Erlebnis ein, während wir mit einer Tasse Tee gemütlich auf unserer Couch sitzen. Wir können eintauchen in fantastische Welten, in düstere Zeiten und romantische Dramen, ohne viel aufwenden oder riskieren zu müssen.

Daher habe ich selbst auch zu diesem äußerst effektiven Stilmittel gegriffen und erzähle hier anschauliche und echte Geschichten aus meinem Praxisalltag. Aber nicht ohne Grund. Sie sollen etwas vermitteln. Was genau sie erzählen werden, hängt einerseits von der Art ab, wie ich sie erzähle und darstelle, und andererseits von der Wahrnehmung der Leser:innen – also von dir. Einige Geschichten werden wohl etwas mehr bei dir auslösen, während andere dich kaum berühren werden.

Es bleibt dir selbst überlassen, in welche Geschichten du eintauchen möchtest und inwieweit sie dich zu deiner eigenen Geschichte und deinen Annahmen führen dürfen.

Übrigens mag es in den dargestellten Dialogen so aussehen, als wäre es ein Gespräch gewesen, nach dem sich dann alles plötzlich gebessert hätte. So war es aber nicht. So ist es übrigens nie. Die Dialoge stellen nur einige Auszüge aus wichtigen Schlüsselmomenten der gesamten Therapie dar.

Psychotherapie ist ein Prozess. Heilung ist ein Prozess. Und vor allem ist das Erkennen, Hinterfragen und Loslassen von Glaubenssätzen ein Prozess, der gerne auch mal ein Leben lang andauern kann – aber nicht muss.

Es darf natürlich auch schneller gehen.
Erlauben wir uns auch das.

Glaubenssätze bearbeiten

Menschen beschäftigen sich in der Regel nur oder erst mit ihren eigenen Glaubenssätzen, wenn sie hinderlich und dysfunktional werden. Wenn sie also im Laufe der Zeit mehr Schaden anrichten als Nutzen. Oder wenn sie in bestimmten Lebensbereichen zu Problemen führen, wie im Beispiel von Herrn X. Ein Kämpfer zu sein, immer stark und selbstbewusst aufzutreten und keine Schwäche zu zeigen, war für sein bisheriges Leben und seine Karriere sehr förderlich. Dieses Regelwerk darüber, wie er sich zu verhalten hat, wurde erst problematisch, als es um intime Beziehungen, um echte Nähe und tiefes Vertrauen ging. Und genau an diesem Punkt werden die Glaubenssätze dann typischerweise hinterfragt und möglicherweise adaptiert:

- Was denke ich eigentlich über Bindung/Nähe/Intimität und warum?
- Woher stammen diese Annahmen?
- Welche frühen Bindungserfahrungen habe ich gemacht?
- Welche Annahmen sind daraus entstanden?

Ein anderes Beispiel:
Eine eher ängstliche Person könnte folgende Annahmen haben:

- über sich selbst: »Ich bin unfähig und brauche Unterstützung.«
- über andere Menschen: »Menschen kann man nicht trauen.«
- über die Welt: »Die Welt ist ein gefährlicher Ort.«

Wenn eine Person mit genau diesen Annahmen durch die Welt geht, wird sie auch sehr wahrscheinlich Erfahrungen machen, die dazu passen und diese Annahmen letztlich immer weiter bestätigen. Auf diese Weise entsteht dann ein verfestigter Glaubenssatz. Daraus entstehen dann weitere Glaubenssätze, die sich gegenseitig bestätigen: das *belief system* (Glaubenssystem).

Es gilt zu beachten: Auch diese Gedanken sind vorerst nur Annahmen. Unser Gehirn bestätigt allerdings gerne einmal getroffene Annahmen, indem es unsere Wahrnehmung so filtert, dass wir möglichst viele Erfahrungen machen, die diese Annahmen bestätigen können. Sieht also die Person, die aufgrund ihrer ängstlichen Gedanken kaum noch aus dem Haus geht, im Fernsehen einen Bericht über einen Unfall in der Nachbarschaft, bestätigt sie das nur weiter in ihrer Annahme, dass die Welt ein gefährlicher Ort sei. Sie denkt dann: »Gut, dass ich nicht rausgehe. Sonst hätte mir das passieren können! Ich sage doch, es ist gefährlich da draußen!«

Das vermeidende Verhalten (Isolation) wird verstärkt, tritt also immer häufiger auf. Dadurch entsteht ein Gefühl der Kontrolle und Sicherheit. Leider aber nur für einen relativ kurzen Zeitraum, denn die Angst neigt dazu, sich auf andere Gebiete auszuweiten. Und prompt entwickelt sie noch mehr angstbezogene Annahmen, die auch nicht hinterfragt werden und die dahinter liegende Glaubenssätze wie beispielsweise »Ich bin hilflos« oder »Ich bin unfähig« weiter verfestigen. Ein immer komplexeres *belief system* geprägt von Angst ist das Resultat.

Derartige Annahmen über sich selbst entwickeln sich allerdings nicht zufällig. Bei der Entstehung spielen verschiedene Faktoren eine Rolle, die alle ganz individuell zusammengesetzt sein können. Zum einen können diese Annahmen erlernt worden sein, zum Beispiel durch die Eltern, wichtige Bezugspersonen oder durch bestimmte, häufig wiederkehrende Situationen. Außerdem kann es eine genetische Komponente geben. Wenn beispielsweise die Urgroßeltern Kriegsflüchtlinge gewesen sind, die traumatische Erfahrungen gemacht haben, dann können diese unverarbeiteten Traumata über Generationen hinweg weitergegeben worden sein. Dies wird als »transgenerationale Weitergabe« bezeichnet. Aber auch das Verhalten innerhalb der Familie kann sich durch die traumatischen Erlebnisse verändert haben, sodass die Kinder beispielsweise behüteter erzogen worden sind oder generell ein eher ängstlich-vorsichtiges Verhalten innerhalb der Familie vorherrschend war. Wenn Eltern ihre Kinder im Alltag immer wieder auf die möglichen »Gefahren« hinweisen und viele Verbote aussprechen, damit sie vermeintlich sicherer sind, dann ist es nicht verwunderlich, wenn das Kind vermehrt ängstliche Annahmen über die Welt entwickelt (zum Beispiel »Die Welt ist ein gefährlicher Ort«). Für dieses Verhalten der Eltern findet das Kind im Grunde nur eine logische Erklärung, nämlich dass die Welt wirklich gefährlich sein muss. Warum sollten sie sich denn sonst so überbehütend verhalten? Die Eltern haben also ihre eigenen Annahmen über ihre Erziehung und ihr Verhalten an ihre Kinder übergeben. Dabei müssen diese Annahmen nicht ausgesprochen werden. Soziales Lernen findet über Lernen am Modell statt. Das bedeutet, dass die Kinder sich an den Menschen in ihrer Umgebung orientieren und das gezeigte Verhalten nachahmen. Das Verhalten wird relativ bewusst nachgeahmt, während die dahinter liegenden Annahmen eher unbewusst übernommen werden. Daher können diese Annahmen auch nicht zunächst hinterfragt werden, bevor sie übernommen werden. Sondern sie werden automatisch als Wahrheit akzeptiert, weiter bestätigt und damit verfestigt. Und das beeinflusst unser Leben in nicht unerheblichem Maße.

Aber wie kommt es eigentlich dazu, dass wir bestimmte Botschaften glauben und als unsere Wahrheit akzeptieren und andere wiederum nicht? Denn wenn wir alle Botschaften unserer Eltern übernommen hätten, müssten wir uns ihnen sehr ähnlich verhalten und wir hätten im Grunde keine Chance, eigene Annahmen über die Welt zu entwickeln. Dass dies nicht so ist, kann wahrscheinlich jeder anhand seines eigenen Lebens und Verhaltens feststellen. Wir unterscheiden uns oft in nicht unerheblichem Maße von unseren Eltern. Denn Fakt ist: Wir haben immer eine Wahl.

Allerdings können folgende Faktoren dazu beitragen, dass aus einer Annahme ein fester Glaubenssatz wird:

- Die Annahme wird oft genug wiederholt.
- Die Annahme wird von Autoritätspersonen und/oder wichtigen Bezugspersonen gesendet.
- Die Annahme passt zu bisher gespeicherten Annahmen und Glaubenssätzen und fühlt sich daher »stimmig« an.
- Es werden keine alternativen Erklärungen geboten.
- Die Annahmen klingen wie allgemeingültige Wahrheiten.
- Die Annahmen werden bereits (zum Beispiel durch die Eltern) vorgelebt und nicht hinterfragt.

Wichtig ist hierbei, dass die Annahmen nicht unbedingt ausgesprochen werden müssen. Sie können auch auf viel subtilere Weise durch bestimmte Verhaltensweisen oder über nonverbale Kommunikation gesendet werden. Sie können ursprünglich ganz anders gemeint sein, beim Empfänger aber – aufgrund seiner bisherigen Erfahrungen – auf seine Weise wahrgenommen werden.

Nehmen wir ein emotional abwesendes Elternteil als Beispiel: Wenn eine Mutter für ihr Kind emotional nicht verfügbar ist und auf ihr Kind emotional kaum eingehen kann, macht sie das vielleicht nicht mit böser Absicht, sondern weil sie mit ihren eigenen

Emotionen und ihrer aktuellen Lebenssituation beschäftigt, ja eher überfordert ist. Beim Kind kommt aber – ungeachtet der eigentlichen Absicht der Mutter – an, dass es unwichtig oder gar unsichtbar sei. Hält diese Situation lange genug an und erlebt das Kind weitere Erfahrungen, die dieses Gefühl untermauern, dann kann sich zum Beispiel der Glaubenssatz »Ich bin unwichtig« oder »Ich bin wertlos« formen und abspeichern. Hat sich dieser Glaubenssatz verfestigt, legt er sich wie ein Filter über die Wahrnehmung des Kindes und lässt jede weitere noch so neutrale Erfahrung als Bestätigung für diesen Glaubenssatz wahrnehmen. Es geht hier nicht um allgemeine Wahrheiten, sondern um die persönliche, subjektive Wahrheit dieser Person, die zu dem Zeitpunkt und innerhalb des Kontextes berechtigt und schlüssig ist.

Wir können uns aber schnell vorstellen, was dieser Glaubenssatz alles anrichten kann. Viele Erfahrungen werden nun aus der Perspektive von »Ich bin unwichtig« betrachtet. Die Erlebnisse und vor allem zwischenmenschlichen Beziehungen der Person werden dadurch nachhaltig beeinflusst. Machen wir uns also nichts vor: Glaubenssätze haben eine gewichtige Macht über unser Leben. Sie verändern unsere Wahrnehmung und damit unsere Gedanken, unsere Gefühle und unser Verhalten. *Aber wozu eigentlich? Was haben wir denn davon? Wieso machen unser Gehirn und unser Unterbewusstsein das?*

Unsere Psyche versucht in der Regel, Kohärenz herzustellen. Also einen Zustand, der in sich stimmig und logisch ist. Mit einem Glaubenssatz versucht unser psychisches System also nicht, uns böswillig zu manipulieren, sondern es versucht, unsere Erlebnisse in einen logischen Zusammenhang zu bringen.

Ein Kind kann sich beispielsweise nicht logisch erklären, warum seine Mutter emotional abwesend auf es reagiert. Es spürt aber, dass es emotional abhängig von seiner Mutter ist. Es braucht die Mutter und ihre emotionale Nähe, erhält sie aber nicht. Die einzig logische Erklärung in der Realität des Kindes ist folglich: »Es muss an mir liegen.« Ein Kind sucht – im Gegensatz zu den meisten Erwachsenen – am ehesten die Schuld bei sich, weil eine alternative Realität nicht geboten wird. Da die Mutter emotional so distanziert ist, bietet sie dem Kind keine Erklärung für ihr Verhalten – es muss sie also selbst suchen. Das hat zur Folge, dass das Kind den Grund für die Abweisung und Distanz der Mutter bei sich sucht und auch findet. Annahmen wie »Ich bin unwichtig« oder »Ich bin nicht liebenswert genug« dienen dann als logische Erklärung. Jedes weitere distanzierte oder lieblose Verhalten der Mutter kann dann mit diesen Annahmen erklärt werden und in einen logischen Zusammenhang gebracht werden. Und je mehr derartige Erfahrungen das Kind macht und je weniger korrigierende, umso wahrscheinlicher ist es, dass sich aus diesen Annahmen verfestigte Glaubenssätze bilden. Das ist allerdings kein bewusster Prozess. Daher ist der erste Schritt in der Arbeit mit Glaubenssätzen die Bewusstwerdung über die eigenen Glaubenssätze. Dies ist über verschiedene Methoden möglich, eine davon ist das Hinterfragen dahinter liegender Annahmen. Wir könnten beispielsweise damit beginnen, unsere Gedanken als Annahmen zu bezeichnen. Denn genau das sind sie auch: Sie sind erst mal nur ungeprüfte Sätze, von denen ich annehme, dass sie wahr sein könnten. Um das zu bestätigen, muss ich sie aber zunächst auf ihre Richtigkeit überprüfen. Dazu muss ich die Gedanken, die zu diesen Glaubenssätzen geführt haben, hinterfragen.

Leider hinterfragen wir unsere eigenen Gedanken aber viel zu selten. Wir glauben, was wir denken – obwohl unser Denken so vielen Verzerrungen unterliegen kann. Wir sind nämlich unbewusst überzeugt davon, dass die Glaubenssätze, die uns vermittelt worden sind und die wir unbewusst am Leben erhalten, wahr sind. Sie entsprechen damit unserer persönlichen Wahrheit. Wir haben diese Wahrheit aber in der Regel nie bewusst gewählt. Sie wurde uns auferlegt. Früher wurden uns bestimmte Annahmen vielleicht schon von Autoritätspersonen oder bedeutenden Bezugspersonen erzählt und oft genug wiederholt. Die Annahmen erhielten damit eine Gültigkeit und wurden zu unserer Wahrheit. Diese Wahrheit hat natürlich eine Macht über uns, über unsere Gedanken, unser Verhalten und vor allem über unsere Gefühle. Wenn du also der tiefen – bewussten oder auch unbewussten – Überzeugung bist, dass du nicht gut genug bist, dann fühlst du dich auch dementsprechend. Du bewertest Situationen aus diesem Bewusstsein heraus, gehst deine Beziehungen aus diesem Bewusstsein heraus ein und gehst deiner täglichen Arbeit aus diesem Bewusstsein heraus nach. Es bestimmt, ohne dass du dir dessen in den jeweiligen Momenten wirklich bewusst bist, so viele Aspekte deines Lebens. Mir fällt kein Bereich des Lebens ein, den es nicht beeinflussen würde.

Das soll aber nicht heißen, dass wir unserem Unbewussten hilflos ausgeliefert sind. Wir können diese Annahmen aktiv hinterfragen. Dazu müssen wir aber erst in unsere persönliche Geschichte einsteigen und die darin enthaltenen Glaubenssätze kennenlernen.

Wenn du also aufhören möchtest, dir selbst ungeprüfte Annahmen als absolute Wahrheit unterzujubeln, die dein Leben in irgendeiner Form negativ beeinflussen, dann mach dich bereit für eine Reise durch viele spannende Geschichten, die dich letztlich zu deiner eigenen führen sollen.

Mach dir zunächst wirklich bewusst, dass du dich jederzeit dafür entscheiden darfst, deine persönlichen Annahmen über dich, über andere Menschen und die Welt loszulassen oder zu verändern. Du bist weder deinen Gedanken noch deinen Glaubenssätzen machtlos ausgesetzt, sondern hast immer eine Wahl. Du bist der:die Autor:in deiner Geschichte. Die Geschichten schreiben nicht dich. Du schreibst sie.

Wichtig sein
Entstehung der Glaubenssätze

Frau A. erschien – wie immer – überpünktlich zur vereinbarten Therapiesitzung. Sie war eine der Patient:innen, die so zuverlässig war, dass es in mir den Druck auslöste, ebenso pünktlich die Tür zum Wartezimmer zu öffnen und sie hereinzubitten. Ich bemerkte, wie ich kurz vor den Sitzungen mit Frau A. immer angespannter wurde, hastig die entsprechende Akte aus meinem Stahlschrank herauszog und mir zweimal überlegte, ob ich vorher noch schnell einen Snack aß. Ich wollte schließlich um Punkt vierzehn Uhr die Tür öffnen und Frau A. hereinbitten. Bei keinem:r der anderen Patient:innen verspürte ich diesen Druck. Ich beschloss, es in der heutigen Sitzung anzusprechen, als ich Frau A. zügig die Tür öffnete. Sie trat ebenso zügig ein und setzte sich hastig auf eine der beiden sich gegenüberliegenden Sessel. Ich schloss die Tür und setzte mich ihr gegenüber.

»Mir ist heute bewusst geworden, dass ich mich vor den Sitzungen mit Ihnen ganz anders verhalte als sonst. Ich bin total angespannt und unter Druck, besonders pünktlich sein zu müssen. Ich achte dabei viel weniger auf meine Bedürfnisse und hab nur noch die Zeit im Blick. Kennen Sie das auch?«, fragte ich sie, nachdem wir über ihre aktuellen Befindlichkeiten gesprochen hatten.

»Sie beschreiben gerade mein Leben, wie es 24/7 abläuft. Ich fühle mich ständig getrieben, kenne es gar nicht anders«, antwortete sie. Frau A. atmete tief aus und ließ sich dabei leicht in den Sessel sinken. Das war das erste Mal, dass sie nicht kerzengerade vor mir saß und mit hochgezogenen Augenbrauen auf meine Antwort oder nächste Frage wartete, als müssten wir so schnell wie möglich zu einem bestimmten Ergebnis kommen.

»Beschreiben Sie mir dieses Gefühl vom Getriebensein doch näher«, bat ich sie.

»Es ist eigentlich unerträglich, aber gleichzeitig mein bester Freund. Na ja, Freund und Feind in einem. Ich brauche es. Denn es hilft mir, mich und meinen Tag und all die Aufgaben, die ich habe, zu strukturieren und perfekt auszuführen. Ich gebe immer 120 Prozent und auf mich ist Verlass. Das hat mich auch beruflich dahin gebracht, wo ich heute stehe. Es hat mich erfolgreich gemacht und hält mich am Laufen.« Sie pausierte. Ich wartete ab und wir saßen für einen Moment still da.

»Aber es ist auch so verdammt anstrengend, ständig funktionieren zu müssen«, unterbrach sie das Schweigen.

»Sie müssen also funktionieren?«

»Ja, schon. Also, eigentlich muss ich gar nichts. Aber in mir ist da doch etwas, was mich einfach antreibt. Ich muss dann einfach was tun. Und am besten perfekt.«

»Und was ist, wenn Sie einen Fehler machen oder etwas nicht perfekt läuft?«, fragte ich.

»Puh. Das ist schwer auszuhalten für mich. Ich weiß noch, als ich mal vergessen hatte, meinem Chef die Abrechnungen in sein Büro zu legen, bevor ich nach Hause ging. Mir fiel es abends um 22 Uhr ein und ich konnte die ganze Nacht nicht schlafen. Ich schrieb ihm mehrere E-Mails mit der Bitte um Entschuldigung. Ich habe mich die ganze Nacht fertiggemacht und mich dafür gehasst, wie dumm ich eigentlich bin. Am nächsten Tag habe ich mir das Frühstück verboten. So als Strafe. Ich konnte auch eh nichts essen. Ich fuhr eine Stunde früher zur Arbeit und legte meinem Chef gleich alles hin. Das Schlimmste war: Er hatte es gar nicht bemerkt und war total verwundert über meine ganzen Entschuldigungen. Das war so peinlich! Ich habe mich gefühlt wie eine richtige Versagerin!« Sie vergrub ihr Gesicht in ihren Händen und ihr ganzer Körper spannte sich wieder an. Sie schämte sich.

»Woher kennen Sie dieses Gefühl schon?«, wollte ich wissen.

»Ach, eigentlich aus jedem verdammten Tag meiner Kindheit. Meine Mutter gab mir das Gefühl jeden Tag. Sie wissen doch, sie ist ein echter Tyrann. Ihre Art der Kommunikation bestand eigentlich nur aus Befehlen, Verboten und Schlägen.«

»Und welche konkrete Situation fällt Ihnen jetzt ein, wenn Sie an dieses Gefühl des Versagens denken?«, hakte ich nach.

»Immer wenn eines meiner Geschwister etwas *Falsches* oder *Verbotenes* getan hat, wurden wir alle bestraft. Ich war schon sehr früh darum bemüht, alles so genau und richtig wie möglich zu machen, um meiner Mutter endlich mal zu gefallen. Vielleicht mal ein Lob zu hören. Pustekuchen! Nicht ein einziges Mal hat sie mich gelobt. Bis heute nicht. Und ich gab mir wirklich Mühe. Ich war so brav und angepasst. Wenn aber irgendwer von meinen Geschwistern was fallen ließ oder zu laut war, dann kam sie auf uns zu gerannt und bestrafte uns alle drei.

Wissen Sie, das war so demütigend. Sie machte sich nicht einmal die Mühe zu fragen, was passiert war oder wer ›schuld‹ war. Es war anscheinend weniger mühevoll für sie, uns einfach alle drei zu verprügeln.«

»Ich kann gut nachvollziehen, dass Sie das als demütigend empfunden haben.«

»Ja. Ich schämte mich in diesem Moment einfach so.«

»Warum genau?«

»Weil ich es nicht der Mühe wert war. Verstehen Sie? Ich war es nicht mal wert, dass man nachfragt, was eigentlich geschehen ist. Ich war quasi unsichtbar. Aber nicht unsichtbar genug. Denn für die Schläge hat's ja noch gereicht. Das ist erniedrigend. Ich schämte mich dann einfach.«

»Wie auch morgens im Büro Ihres Chefs? Als ihm nicht einmal aufgefallen war, dass die Abrechnung abends fehlte?«, fragte ich.

»Ja. Genau so. Ich gebe mir so viel Mühe. Und die Menschen bemerken es nicht einmal. Bemerken mich nicht mal.« Sie vergrub ihr Gesicht wieder in ihren Händen.

»Und deshalb geben Sie sich immer mehr Mühe – in der Hoffnung, dass Sie dann vielleicht bemerkt werden?«

»Ja, irgendwie schon. Ich will doch nur, dass man schätzt, was ich alles tue. Vielleicht mal ein Lob, vielleicht mal ein Danke.«

»Also müssen Sie weiter funktionieren?«

»Ja.«

»Und dabei gehen Sie nicht besonders freundlich mit sich um, richtig? Ihre Bedürfnisse kommen zu kurz, Sie erteilen sich selbst Befehle und Verbote, die eingehalten werden müssen, zum Beispiel wann Sie aufstehen und wie viel Sie essen dürfen. Sie bestrafen sich auch selbst, wenn Sie mal einen Fehler machen oder eines der selbst auferlegten Verbote nicht eingehalten haben.«

»Ja, wie meine Mutter.« Sie hob die Mundwinkel zu einem Lächeln, aber ihre Augen schauten traurig.

»Stimmt. Nur dass Sie Ihre Mutter gar nicht mehr brauchen. Sie haben die Art der Kommunikation verinnerlicht und übernommen. Sie tun das jetzt alles selbst.«

»Ich kann nicht anders. Ich muss.« Sie stockte. »Ach Mist, da ist es wieder. Dieses verdammte Muss!«

Wir arbeiteten weiter an den leistungsfordernden Gedanken. Frau A.s bewusste, typische Gedanken, die meistens automatisch in den unterschiedlichsten Situationen präsent waren, lauteten: »Ich kann nicht anders. Ich muss.«

Die dahinter liegende Annahme war: »Ich muss besonders viel leisten.« Hinter dieser Annahme verbarg sich der Glaubenssatz: »Ich bin unwichtig.«

Wenn wir diese Entstehungskette also zurückgehen, verstehen wir, dass die leistungsfordernden Gedanken wie: »Ich muss das schaffen!« und ihr dazugehöriges Verhalten, also immer 120 Prozent zu geben und eigene Bedürfnisse ignorieren, sowie die Strenge, die sie sich selbst gegenüber zeigt, vollkommen logisch sind.

Es ist absolut nachvollziehbar, dass sich Frau A. so verhält, da sie eines unbedingt vermeiden möchte: unwichtig zu sein.

Der dahinter liegende, hinderliche Glaubenssatz von »Ich bin unwichtig« ist dermaßen schmerzhaft und bedrohlich für sie, dass sie all diese Anstrengung in Kauf nimmt, um das Gefühl, was dieser Glaubenssatz auslöst, nicht fühlen zu müssen: Demütigung und Scham.

Allerdings führt ihr Verhalten – paradoxerweise – immer wieder zur Bestätigung des Glaubenssatzes und zu dem Gefühl der Scham. Aber wie kann das sein?

Denken wir an die Situation mit ihrem Chef zurück. Dieser hat im Grunde nichts damit zu tun. Dass sich ihr Glaubenssatz immer weiter bestätigt und verfestigt, hat mit ihrem Verhalten, ihrer Wahrnehmung und ihrer Bewertung der Situationen zu tun. Und diese fallen so aus, wie sie sind, aufgrund der verinnerlichten Glaubenssätze.

Frau A. zeigte also übermäßig viel Engagement auf der Arbeit, dabei hatte sie ein Gefühl von Kontrolle und Sicherheit, weil sie wusste: Ich leiste viel und bin gut dabei. Ich werde gesehen und auf mich kann man hier nicht verzichten. Doch dann unterlief ihr, wie jedem Menschen mal, ein Fehler. Sie vergaß etwas.

Eine Person, sagen wir mal Frau B., die keinen hinderlichen Glaubenssatz wie »Ich bin unwichtig« oder Ähnliches verinnerlicht hat, würde sich denken: »Oh, Mist! Das habe ich doch glatt vergessen. Na ja, so ist es jetzt nun mal. Ich werde das morgen gleich nachholen.« Damit wäre die Situation zunächst erledigt.

Für Frau A. hingegen bedeutete, einen Fehler zu machen eine absolute Katastrophe. Sie war dann besonders streng zu sich selbst, bestrafte sich dafür und demütigte sich damit selbst. Sie wiederholte damit auch das Verhalten ihrer Mutter. Denn das kannte sie schon. *Wenn jemand einen Fehler macht, wird er bestraft.* Als sie dann aber am nächsten Tag bemerkte, dass ihrem Chef die fehlende Akte nicht einmal aufgefallen war, rief das ihre größte Befürchtung hervor: unwichtig zu sein.

Ich bin unwichtig. Scham. Da war sie wieder.

Wenn wir also die hinderlichen Glaubenssätze kennen, dann können wir auch nachvollziehen, warum sie sich ausgerechnet so verhält, wie sie das tut. Wir verstehen, warum es innerhalb ihres psychischen Systems absolut logisch ist, sich so zu verhalten. Erfahren wir die Gründe für das Entstehen dieses Glaubenssatzes, dann erkennen wir auch, warum es für diesen Menschen zu diesem Zeitpunkt vielleicht sogar absolut notwendig, teilweise überlebenswichtig war, diese Verhaltensweisen zu entwickeln.

Sobald wir unsere eigenen Glaubenssätze verstehen und damit unser eigenes Verhalten nachvollziehen und uns selbst reflektieren können, haben wir eine wunderbare Voraussetzung für tiefergehende Selbsterkenntnis und in den nächsten Schritten für Selbstakzeptanz und schließlich für Selbstliebe.

Daher ist es auch wichtig, die Anteile in uns, die uns von Selbstakzeptanz und -liebe fernhalten, kennenzulernen und zu reflektieren. So reagierte Frau A. auf ihre eigenen Fehler mit einer unbeugsamen Strenge und Härte. Aber warum? Weil sie es so gelernt hatte.

Ihre wichtigsten Bezugspersonen in ihrer Kindheit haben ihr vermittelt, dass Fehler bestraft gehören. Es ist also nicht verwunderlich, dass sie das übernommen und verinnerlicht hat. Es braucht dann keine Mutter oder keinen Vater mehr, die bestrafen. Sobald diese Verinnerlichung (Internalisierung) stattgefunden hat, übernimmt der kritische, strenge Anteil der Persönlichkeit das Bestrafen. Oft wird dieser Anteil auch als »innerer Kritiker« bezeichnet. So gut wie jeder Mensch kennt ihn: Er ist oft präsent, besonders laut und wirkt allwissend und übermächtig. Aufgrund dieser vermeintlichen Überlegenheit und der Autorität, die dieser Persönlichkeitsanteil ausstrahlt, wird er auch besonders ernst genommen. Und je mehr Beachtung der innere Kritiker erhält, umso mächtiger wird er. Was er sagt, ist inhaltlich oft leistungsfordernd, streng, bewertend, beurteilend, teilweise auch vernichtend und demütigend. Bei Frau A. klang er etwa so: »Verdammt, du dumme Kuh, hast du schon wieder was falsch gemacht. Wie kann man das denn vergessen? Bist du eigentlich total bescheuert? Ich weiß gar nicht, warum du überhaupt in dieser Position bist. Du kannst jetzt auf keinen Fall schlafen. Schlaf hast du nicht verdient! Schämen solltest du dich!«

Das Problem mit dem inneren Kritiker ist, dass wir davon ausgehen, dass seine Gedanken ja unsere eigenen sind und sie deshalb auch glauben. Das stimmt nicht ganz. Ich meine damit nicht, dass eine externe Macht zu uns sprechen würde oder diese Gedanken von einer wahnhaften Stimme im Kopf kämen. Es sind schon eigene Gedanken, die aber nicht aus eigener Quelle stammen.

Wenn Frau A.s Mutter sich bei den »Fehlern« ihrer Tochter ihr gegenüber liebevoll, empathisch und geduldig gezeigt hätte, wie würde diese innere Stimme dann aussehen? Wahrscheinlich eher so: »Ach, Mensch, das ist jetzt wirklich ärgerlich, dass ich das vergessen habe. Ich werde morgen früh meinem Chef gleich Bescheid geben, dass ich das so schnell wie möglich nachhole, und hoffe, dass es nicht so eilig war. Fehler passieren halt. Das nächste Mal mache ich mir eine Erinnerungsnotiz bei einer so dringlichen Aufgabe.«

Fehler machen wir alle. Die Frage ist: Wie gehen wir mit diesen um? Wie gehen wir mit Kritik um? Wie gehen wir mit uns selbst um? Und warum?

Es handelt sich bei der kritisierenden Stimme in uns oft um internalisierte Autoritätsfiguren. Also wie im Fall von Frau A. um die Mutter, deren Verhalten bei Fehlern übernommen wurde. Das heißt, dass dieses selbstkritische Verhalten nicht aus ihrem eigenen Selbst heraus entstand, sondern aus dem, was sie gelernt hat.

Nun könnte man argumentieren, dass wir doch alle nur das Produkt aus erlerntem Verhalten sind. Ich denke, wir sind viel mehr als das. Aber zu einem gewissen Teil bestehen wir aus erlerntem Verhalten und das hat einen großen Vorteil: Wir können neu lernen, umlernen und früher Erlerntes verwerfen.

Letztendlich ist alles, was der innere Kritiker sagt, ein Gedanke, eine Annahme, die noch nicht überprüft wurde. Unsere Glaubenssätze sind also nicht immer ein Produkt unseres Selbst. Wir selbst sind nicht immer die Quelle der Glaubenssätze. Sondern diese erwachsen aus unseren Erfahrungen, im Umgang mit unseren Mitmenschen, aus unserer Sozialisierung und Erziehung. Die Entstehung unserer Glaubenssätze hängt also auch von externen Faktoren ab, auf die wir erst mal keinen Einfluss haben. Sie hängen auch von dem ab, was zu dem Zeitpunkt, zu dem wir gerade leben, in unserer Gesellschaft akzeptiert und toleriert wird. Von den Werten, die unser soziales Umfeld gerade lebt. Das waren beispielsweise vor siebzig Jahren noch ganz andere Werte als heute. Unsere Welt ist dynamisch und damit auch die Werte unserer Gesellschaft und unser soziales Umfeld, also die Menschen, denen wir im Leben begegnen werden. Wir sind im Leben so viel Willkür ausgesetzt, dass es absolut verwunderlich scheint, dass wir so starre und gefestigte Glaubenssätze entwickeln.

Dabei wurzelt der Grund für die Entstehung der Glaubenssätze gerade in dieser Willkür. Denn über das Erstellen von Kategorien und Konstrukten in unserem Gehirn erlangen wir Kontrolle. Um einen Glaubenssatz zu stabilisieren, konstruieren wir oft mehrere dazu passende Glaubenssätze und erschaffen damit ein Glaubenssystem, ein sogenanntes *belief system*, was uns hilft, mit der Willkür des Lebens umzugehen. Unser *belief system* ordnet die Dinge, die wir wahrnehmen, und die Situationen, denen wir ausgesetzt sind. Es verfrachtet unsere Eindrücke und Erfahrungen in zunächst sinnvolle Kategorien, damit wir sie besser abspeichern und später schneller wieder abrufen können.

Unser Gehirn strebt nach dieser Ordnung und innerhalb der eigenen individuellen Logik ist diese Ordnung auch absolut sinnvoll.

Hier kommt der Faktor Individualität ins Spiel. Es gibt viele Menschen da draußen, die ähnliche Erfahrungen und sehr ähnliche Sozialisierungsbedingungen wie Frau A. erlebt haben. Und dennoch entwickeln diese Menschen nicht alle dieselben Glaubenssätze. Sie entwickeln auch nicht gleiche Bewältigungsstrategien, sondern können sich stark in ihren Gedanken, Verhalten und verinnerlichten Annahmen unterscheiden.

Erfahrungen A führt also nicht direkt zu Glaubenssatz B, sondern es führt zu einer inneren Ordnung, die Erfahrungen A sinnvoll in ein *belief system* einzubetten versucht. Jede:r von uns hat ihr:sein eigenes Ordnungssystem und sortiert die eigenen Erfahrungen unterschiedlich in das eigene *belief system* ein.

Es geht bei diesem Glaubenssystem nicht darum, dass es für Außenstehende nachvollziehbar ist, sondern um die innere Kohärenz, also das Gefühl von Übereinstimmung innerhalb der gesammelten Informationen, die man hat. Was machen wir mit den ganzen Informationen, die wir von unserer Umwelt erhalten? Auf welche genetischen Dispositionen treffen diese Informationen? Wie gehen die wichtigen Menschen unserer Umwelt, die wir als Vorbilder betrachten, mit diesen Informationen um? Wie viel Stress sind wir ausgesetzt? Und wie viel Kapazität haben wir eigentlich noch für die Herstellung einer inneren Ordnung? Das sind alles wichtige Faktoren, die einen Einfluss darauf haben, wie und warum sich aus den gesammelten Informationen ausgerechnet exakt dieses Glaubenssystem mit diesen bestimmten Glaubenssätzen verfestigt. Alle weiteren Informationen werden dann in dieses Glaubenssystem eingebettet. Die Ordnung, die einmal hergestellt wurde, bleibt dann in der Regel erhalten.

Es sei denn, wir fangen an, diesen Prozess bewusst zu erleben und das bereits bestehende Glaubenssystem aktiv zu hinterfragen.

Der Blick der Verachtung
Glaubenssätze und Wahrnehmung

»Ich glaube, ich bin einfach zu gerne alleine«, sagte Frau G., während sie sich tiefer in den Sessel sinken ließ.

»Was genau mögen Sie am Alleinsein?«, fragte ich sie.

»Keine Ahnung. Gute Frage. Ich fühle mich einfach wohler alleine. Also ich bin schon gerne unter Menschen, aber nur für eine Weile. Dann brauche ich wieder Zeit allein. Ich glaube, ich mag es, dass ich meinen Tag selbst gestalten kann, wie ich will, und mich nach niemandem richten muss.«

»Aber gleichzeitig fehlt Ihnen ja die Zweisamkeit«, erinnerte ich mich an die letzte Sitzung.

»Ja, das stimmt. Sie kostet aber einen zu hohen Preis«, sagte sie nachdenklich.

»Welchen?«

»Sicherheit«, sagte sie ruhig.

Das war interessant. Die meisten Patient:innen, die hier saßen, hatten Angst vor der Einsamkeit, Angst davor, ewig allein bleiben zu müssen oder Angst davor, verlassen werden zu können. Eine Partnerschaft, Familie oder Zugehörigkeit zu einer – wie auch immer gearteten – Lebensgemeinschaft gab ihnen Sicherheit. Einsamkeit bedeutete für sie das Fehlen dieser Sicherheit. Nicht so für Frau G. Aber wieso?

»Warum kostet eine feste Beziehung Ihre Sicherheit?«, äußerte ich die Frage in meinem Kopf.

»Ganz ehrlich, ich weiß es wirklich nicht ganz genau.«

Frage ich sie jetzt, was sie eigentlich mit Bindung assoziiert? Wie ihre ersten Bindungserfahrungen waren? Ich entschied mich, die Fragen hintanzustellen.

»Okay, andersrum gefragt: Warum ist das Alleinsein so sicher für Sie?«

Sie dachte eine Weile nach.

»Das Erste, was mir dazu einfällt, ist eher eine negative Erinnerung. Ich war etwa acht Jahre alt und wir saßen alle im Auto. Also, meine Eltern und meine beiden Geschwister. Meine Eltern setzen meine Geschwister jeweils bei ihren Freunden ab, weil sie dort übernachten wollten. Ich hatte nicht so viele Freunde. War immer eher etwas verschlossen und ruhiger. So vom Typ her. Hätte aber sehr gerne welche gehabt.« Ihr Gesichtsausdruck veränderte sich durch diese Erinnerung. Sie schaute jetzt sehr traurig. »Dann fragte mein Vater, bei wem er mich absetzen soll. Meine Mutter sagte ihm, dass ich keine Verabredung habe und wieder mit nach Hause komme. Das schien ihm nicht zu gefallen. Ich merkte an seinem Gesichtsausdruck, dass es ihn genervt hat. Jetzt im Nachhinein weiß ich, dass er wahrscheinlich einfach nur mal einen Abend ungestört mit meiner Mama verbringen wollte. Aber damals wusste ich das ja nicht.«

»Wie hat sich das für Sie damals angefühlt?«

»Es war mir unfassbar peinlich. Ich habe mich so sehr geschämt. Ich kann mich so genau an diesen Moment erinnern«, sagte sie und ich sah ihr an, dass es stimmte.

»Was genau war Ihnen peinlich?«

»Dass ich keine Freunde hatte. Dass mich niemand eingeladen hatte. Ich fühlte mich ungeliebt und ungewollt. Sowohl von den anderen Kindern als auch von meinen Eltern. Ich wäre am liebsten verschwunden.« Die Tränen in ihren Augen sammelten sich, bis sie langsam ihre Wangen runterflossen.

»Das heißt, sie waren auch als Kind oft allein, hatten wenige Freunde?«

»Ja. In der Schule war das ähnlich. Ich weiß noch, wie ich in den Pausen oft aufs Klo gegangen bin und dort gewartet habe, bis die Pause vorbei war. Einmal hat mich eine Lehrerin entdeckt und mich gefragt, ob ich die ganze Pause auf der Toilette verbracht hätte. Ich lachte nur und stritt es ab. Es war mir einfach so unfassbar peinlich, dass ich unter so vielen so allein war, dass unter diesen Hunderten Schülern und Schülerinnen nicht ein Mensch war, der mit mir die Pause verbrachte.« Mehr Tränen flossen über ihr Gesicht. Sie nahm sich ein Tuch und wischte sich die Tränen aus dem Gesicht. Die Scham lag aber noch auf ihrem Gesichtsausdruck. Ich stellte mir vor, wie praktisch es wäre, wenn wir unangenehme Gefühle einfach wegwischen könnten.

Okay, Konzentration. Ich sammelte meine Gedanken. Sie sagte eingangs, dass sie gern allein war. Alleinsein war positiv assoziiert. Zumindest schien es so. Die Erinnerungen, die sie jetzt aber schilderte, waren voller Scham. Es war ihr peinlich, allein zu sein. Sie hatte es sich nicht ausgesucht. Sie wäre gerne eingeladen worden, sie hätte gerne Freunde gehabt, mit denen sie die Pause verbracht hätte.

»Das Alleinsein war Ihnen also unangenehm und peinlich. Es sollte keiner sehen, wie Sie allein auf dem Schulhof stehen?«, fragte ich sie, obwohl ich die Antwort kannte. Ich wollte keine Bestätigung, sondern ich wollte ihren Gedankenfluss in diese Richtung lenken.

»Ja«, sagte sie schniefend.

»Sie waren also nicht gerne allein?«

»Nein. Aber ich wusste auch nicht, wie ich das hätte ändern sollen. Ich war sozial echt unbeholfen. Soziale Kontakte aufzubauen, fiel mir total schwer. Ich war total verschlossen und brauchte sehr lange, um mit den anderen warm zu werden. Ich hasste mich selbst dafür. Ich fand mich einfach richtig merkwürdig. Ich wäre auch nicht mit jemandem wie mir befreundet gewesen.«

»Warum nicht?«

»Weil ich komisch war, nie geredet habe und merkwürdig aussah. Einfach abstoßend und viel zu langweilig. Ich nehme es den anderen gar nicht übel. Ich kann verstehen, dass mich keiner angesprochen hat.«

»Und wie sehen Sie sich heute?«, wollte ich wissen.

»Hat sich eigentlich nichts groß verändert.« Ihr Blick wurde eisern.

»Das heißt, Sie sind auch heute nicht gerne allein. Sie glauben, dass niemand mit Ihnen zu tun haben will, weil Sie – wie Sie sagen – abstoßend und merkwürdig sind?«

Sie wich meinem Blick aus und senkte den Kopf leicht. Sie schämte sich wieder.

»Ja. Ich will mir und den anderen das einfach ersparen. Ich will niemanden bei mir haben, der mir den Spiegel vorhält und mir zeigt, wie wenig liebenswert ich eigentlich bin. Ich will keinen Menschen mehr in meinem Leben, der mich so verletzen kann.«

»Wer hat Sie schon einmal so verletzt?«, fragte ich. Jetzt waren wir bei der Frage zu den frühen Bindungserfahrungen angelangt. Nur etwas verpackt.

»Meine Eltern. Vor allem dieser Blick von meinem Vater damals im Auto. Er schaute mich so an, als würde er wissen wolle, was mit mir eigentlich nicht stimmt, dass ich keine Freunde hatte, die mich zur Übernachtung einluden. Aber nicht nur das. Das ging ewig so weiter. Ich war immer die Sonderbare und ich meine das nicht im positiven Sinne. Ich wurde mit der Zeit immer ruhiger und ruhiger. Zog mich immer weiter zurück und kam eigentlich nur aus meinem Zimmer, wenn ich musste. Meine Eltern und Geschwister ignorierten mich einfach und machten mit ihrem Alltag weiter. Ich hatte es fast geschafft, ganz zu verschwinden. Ich wollte unbedingt unsichtbar sein. Ich wollte nicht, dass jemand mich ansah.«

»Warum wollten Sie das nicht?«

»Weil ich mich in diesem Blick gesehen hatte. Wie ein Spiegel, verstehen Sie. Ich kenne diesen Blick nur zu gut. Dieser Blick, der sagt: Was stimmt denn nicht mit der? Dieser Blick, der mir zeigt, wie falsch ich eigentlich bin.« Sie atmete tief ein, hielt die Luft etwas in ihr und atmete dann langsam aus. Eine Atemtechnik. Sie kannte sich damit aus, ihre Emotionen zu kontrollieren. Das war ihr Spezialgebiet.

»Welchen Blick hätten Sie gern gesehen?«, fragte ich. Die Frage überraschte sie. Sie wurde leicht rot. Wieder Scham? Nein, es war mehr so etwas wie Verlegenheit.

»Kennen Sie den Film *Titanic*?«

»Wer kennt den nicht?« Ich nickte.

»Dieser Blick – wie Leonardo DiCaprio Kate Winslet ansieht. In dem gesamten Film. Vom ersten Augenblick an. Ich weiß, das klingt total kitschig. Aber als ich diesen Film ungefähr mit vierzehn Jahren das erste Mal gesehen habe, da sah ich diesen Blick. Und zum ersten Mal in meinem Leben sah ich, wie Menschen einander anschauen, wenn sie sich lieben. Ich habe das bis dahin nicht gekannt. Ich kannte nur diesen anderen Blick. Den Blick der Verachtung.«

»Und hat Sie im Laufe Ihres Lebens denn dann jemand so angeschaut? Mit dem Blick der Liebe, meine ich?«, fragte ich sie.

»Ja. Ein Mensch. Ein Mann, um genauer zu sein. Wir waren auch ein paar Jahre zusammen. Das war meine erste richtig feste Beziehung. Aber es geschah, was abzusehen war«, erklärte sie mit zunehmend zynischerem Ton.

»Was denn?«

»Der Blick veränderte sich. Irgendwann sah ich diesen Blick der Verachtung auch in seinen Augen. Ich sah, wie er mich ansah, als wäre ich ein Freak. Als wäre ich merkwürdig und als würde etwas nicht mit mir stimmen«, sagte sie.

»Hat er das auch so ausgesprochen?«

»Nein. Ich habe ihm das aber gesagt, also dass ich es so empfinde. Er hat das verneint und gemeint, er wollte mich einfach nur besser verstehen. Er wollte an der Beziehung arbeiten, aber ich konnte das nicht mehr ertragen. Ich konnte nicht ertragen, so angeschaut zu werden. Ich wollte diesen Spiegel nicht und verließ ihn.«

»Deshalb ist Alleinsein sicherer für Sie«, sagte ich nachdenklich. Jetzt hatten wir die Antwort auf die Frage, warum Alleinsein Sicherheit für sie bedeutete. Die Interaktion mit anderen Menschen – in welcher Form auch immer – kann wie ein Spiegel für uns sein, wenn wir denn reinsehen wollen. Wir wirken auf andere Menschen auf eine bestimmte Weise und lösen bestimmte Verhaltensweisen und Reaktionen bei unserem Gegenüber aus. Besonders Menschen mit sozialen Ängsten verstehen das sehr gut und können sich sicherlich gut in die Perspektive von Frau G. hineinversetzen. Ihr Fokus lag nicht mehr bei ihr, sondern richtete sich nach außen, auf die anderen. Sie wusste kaum, welche Gefühle sie gerade spürte und was andere Menschen eigentlich in ihr auslösten. Sie war nämlich damit beschäftigt, zu überprüfen, was andere Menschen über sie denken könnten. Wie sie sie bewerten würden und ob sie sie verachten würden. Der Fokus ihrer Wahrnehmung lag zum überwiegenden Anteil bei ihrem Gegenüber. Das war nicht nur anstrengend, sondern auch absolut verletzend. Denn sie sah dort stets, was sie selbst schon glaubte. Das, wovon sie überzeugt war: »Ich bin merkwürdig, ich bin ein Freak und ich bin nicht liebenswert.« Sie bestätigte ihre eigenen Annahmen, indem sie »diesen Blick der Verachtung« suchte und immer wieder fand.

Drehen wir das Ganze mal um. Stellen wir uns vor, ihre Glaubenssätze wären im Grunde positiv gewesen und sie wäre tief überzeugt davon, dass sie ein liebenswerter Mensch sei. Sie hätte in ihrem Partner diesen »Blick der Liebe« gesehen und sich daran erfreut. Wenn sich sein Blick mal verändert hätte, weil er von etwas genervt war oder sie eine Auseinandersetzung gehabt hatten, dann hätte das nichts an ihrer Überzeugung »Ich bin liebenswert« verändert. Sie hätte die Auseinandersetzung mit ihm früher oder später geklärt. Es wäre eine temporäre Krise gewesen, aber sie wäre nicht auf die Idee gekommen, deshalb an ihrer Grundüberzeugung »Ich bin liebenswert« zu zweifeln.

Zurück zum eigentlichen Szenario: Frau G. kam auch nicht auf die Idee, ihre Glaubenssätze zu hinterfragen, als sie diesen »Blick der Liebe« bei ihrem Expartner gesehen hat. Das änderte für sie nichts an ihrer Überzeugung, dass sie im Grunde nicht liebenswert sei. Sie hätte den Fokus ihrer Wahrnehmung ändern können und diesen Mann als Beweis anführen können, dass sie so verachtenswert nicht sein kann, wenn er sie so liebend anschaut. Sie hätte weitere Beweise für diese These im Außen und auch in ihrem Inneren finden können. Doch sie wartete und suchte weiter nach dem Blick, der ihr nur das bestätigen sollte, was sie schon glaubte: den »Blick der Verachtung«. Zumindest wollte sie das so sehen. Ja, sie musste es ja fast schon so sehen. Denn es bestätigte ihren Glaubenssatz. Wir sehen nicht, was ist. Wir sehen auch nicht, wer wir sind. Wir sehen, was wir glauben, wer wir sind.

Frau G. glaubte, dass sie verachtenswert sei, und sah genau das im Außen. Es wäre anmaßend und zu viel verlangt, nun von ihr zu erwarten, dass sie sich selbst ab jetzt einfach liebevoller betrachtet und erkennt, wie liebenswert sie eigentlich ist. Sie hatte ihr gesamtes Selbstkonzept, ihr Fremdkonzept und ihr Weltkonzept seit über dreißig Jahren auf diesen Annahmen aufgebaut. Das verändert sich nicht durch Floskeln wie »Liebe dich einfach selbst«. Selbstliebe ist ein viel zu hoch gegriffenes Ziel für einen Menschen, der sich gerade noch voller Überzeugung als »abstoßend« und »Freak« bezeichnet hat.

Versuchen wir es stattdessen erst mal mit Realismus. Mit realistischer Selbstwahrnehmung. Wie realistisch ist es, dass Frau G. als Mensch wirklich abstoßend ist? Ein Freak ist? Nicht liebenswert ist? Ja, sogar verachtenswert ist? Warum und wofür genau sollte man sie denn verachten?

Frau G. fokussierte sich auf die Reaktion von außen und interpretierte sie als »Verachtung«. Sie weiß allerdings gar nicht, ob die anderen sie wirklich jemals verachtet haben. Sie glaubt es von sich selbst und befürchtet, dass alle anderen es auch so sehen werden, wenn sie sie nur besser kennenlernen. Daher vermeidet sie andere Menschen und zieht sich zurück. Das hilft ihr allerdings nicht gerade dabei, sozial kompetenter zu werden. Im Gegenteil, sie verlernt die soziale Kompetenz, da sie keine Übungsfelder hat. Sie isoliert sich ja aktiv von sozialen Interaktionen. Wenn sie dann doch mal unter Menschen ist, reagieren diese überrascht oder irritiert, weil sie es von ihr nicht erwarten. Diese Reaktion nimmt sie als Spiegel, der ihr zeigt, dass andere Menschen sie »verachten«. So findet sie bestätigt, woran sie schon glaubt: »Ich bin nicht liebenswert.« Das sorgt dafür, dass sie sich doch lieber isoliert und von anderen Menschen fernhält. Dann ist sie sicher. Sicher vor diesen Blicken, sicher vor diesem Spiegel, der ihr vorhält, was sie glaubt. Deshalb ist Alleinsein so sicher für sie. Und deshalb ist eine feste Beziehung mit einer echten Bindung so gefährlich für sie.

Es ist wichtig, dass wir verstehen, wie stark der Einfluss von dem, was wir über uns selbst glauben, für uns und unser Leben sein kann. Im positiven wie im negativen Sinne. Wir geben uns oft mit Antworten wie zum Beispiel »Ich bin halt einfach gern allein« zufrieden und glauben das mit der Zeit über uns selbst. Aber warum wird das nie hinterfragt? Warum bist du denn gern allein? Was verbindest du mit dem Alleinsein und was, befürchtest du, könnte passieren, wenn du nicht mehr allein bist? Was verbindest du mit dem Gegenteil von Alleinsein?

Natürlich kann hier jedes andere beliebige Adjektiv eingesetzt werden, wie zum Beispiel auch das Gegenteil:

- Warum bist du ungern allein?
- Was verbindest du mit Bindung und Nähe?
- Was, befürchtest du, könnte passieren, wenn du keine feste Bindungsperson mehr hast, auf die du dich verlassen kannst?
- Woher kommen diese Annahmen?

Das Märchen vom Prinzen
Erkennen der Glaubenssätze

Ich werde wahrscheinlich nie vergessen, wie Frau B. das erste Mal meinen Therapieraum betrat. Ich hatte an diesem Tag mehrere Patient:innen behandelt, die eine ausgeprägte depressive Symptomatik aufwiesen, also eine stark gedrückte Stimmung hatten und auch im Verhalten eher langsam und gehemmt waren. Es ging viel darum, sie wieder in Aktivität zu bringen.

Und dann kam Frau B. und sprudelte nur so vor Energie. Sie betrat den Raum und nahm ihn ein. Sie ist die Art von Frau, die »Schwung in den Laden« bringt. Absolut präsent, schwer zu übersehen oder zu überhören. Sie ist offen, zugewandt, sympathisch und hat ein ansteckendes Lachen. Ich fragte mich, was ihr Anliegen sein würde, hatte aber auch schon so eine Ahnung. Sie hatte Angst. Keine Panikattacken, keine Flugangst oder Spinnenphobie und auch keine Angst vor der Angst. Es war die Art von Angst, von der wir lange nichts wissen, bis wir schließlich ernsthafte Beziehungen eingehen: die Verlustangst. In diesem Fall war es die Angst vor dem Verlassenwerden, die ihre Beziehungen immer wieder sabotierte.

Frau B. hatte mit ihren vierunddreißig Jahren ungefähr fünf langfristige Beziehungen geführt. Was sie sich erhoffte, war eine feste, ehrliche und liebevolle Partnerschaft. Am liebsten würde sie auch eine eigene Familie gründen wollen. »So richtig mit Kindern, Haus, Garten und Hund«, waren ihre Worte. Den richtigen Mann habe sie auch schon gefunden. Sie sei seit zwei Jahren mit ihm zusammen und er sei »alles, was sie sich erträumt habe«.

Auf meine Nachfrage, was sie dann noch von ihrem Traum abhält, entgegnete sie: »Ich habe Angst. Wenn ich mich wirklich darauf einlasse, dann könnte er mich doch auch wieder verlassen und verletzen. Ich habe ständig Angst, dass er mich nicht mehr toll findet und nicht mehr liebt. Angst, dass er gleich eine andere findet und mich links liegen lässt. Ich bin schon total der Kontrollfreak geworden: Ständig überprüfe ich ihn und will am besten jede Stunde wissen, wo er gerade ist. Ich ertrage es nicht, wenn er mit anderen Frauen engeren Kontakt hat. Es führt so oft zum Streit und ich will ihn wirklich nicht verlieren, aber ich kann es auch nicht einfach sein lassen. Ich habe einfach keinen Bock mehr auf diese Dating-Scheiße! Ich habe keinen Bock mehr, mich schick machen zu müssen und in ein Schema zu passen, damit einer ›anbeißt‹ und dann doch wieder loslässt. Und wenn es mit ihm nicht klappt, geht diese ganze Dating-Scheiße wieder von vorne los.«

»Und wenn es klappt?«, wollte ich wissen. Ich war überrascht, wie schnell sie von »Kind, Haus und Garten« zurück zum Single-Dasein mit »Dating-Scheiße« kam.

»Das wäre traumhaft«, sagte sie, während sie auch tatsächlich verträumt in die Ferne blickte. Mir fiel dieser Blick in weiteren Sitzungen immer wieder auf. Er kam immer dann, wenn es darum ging, dass der »Traum« einer glücklichen Familie mit Haus, Garten und Hund doch gar nicht so weit entfernt war. Sie hatte alle Bausteine, die sie dafür benötigte, um ihr Traumschloss zu bauen, schon vor sich. Sie musste sie nur noch zusammensetzen. *Was war das Problem?*

Wir sprachen über die fünf vergangenen Beziehungen und stellten relativ schnell ein Muster fest: Frau B. verliebt sich in einen Mann, der zunächst weniger Interesse an ihr hat oder aus anderen Gründen nicht erreichbar ist (zum Beispiel bereits vergeben ist). Sie gibt sich dennoch alle Mühe, ihn von sich zu überzeugen, und in der Regel gelingt ihr das sehr gut – sicherlich auch dank ihrer charmanten Art. Die Beziehung dauert dann etwa ein Jahr an, bis erste Probleme auftreten.

»Normalerweise wäre ich jetzt schon längst getrennt«, sagte sie während einer Sitzung. »Wir sind schon zwei Jahre zusammen. So lange ging das bei mir noch nie. Nach circa einem Jahr war immer Schluss.«

Bei allen fünf vorherigen Beziehungen wurde die Beziehung entweder einvernehmlich oder durch den Partner beendet. Sie selbst hatte also noch nie aktiv eine Beziehung beendet.

Ich schreibe bewusst *aktiv*, denn wie sich im Laufe der Behandlung rausstellte, hatte sie fast jede einzelne ihrer bisherigen Beziehungen beendet, nur eben passiv. Sie sabotierte ihre Beziehungen unbewusst.

Wenn wir miteinander sprachen, verfiel ich immer wieder in Gleichnisse aus Märchen. Mir wurde das bewusst und ich fragte mich, woran das lag. Warum sprachen wir so viel von Schlössern, Prinzen und Träumen?

Worum geht es wirklich?

Ich sprach es einfach aus: »Wenn Sie von Ihrem Ziel sprechen, klingt es ja fast wie ein Märchen.«

Sie stimmte sofort zu. »Ja, so fühlt es sich auch an. Wie eine Geschichte, die man sich gerne anhört, aber die sowieso niemals wahr wird.«

Eine Geschichte, die sowieso niemals wahr wird? Das war interessant. Denn eigentlich war sie ja schon wahr. Ihr Traummann war da und blieb, wollte sie heiraten und Haus, Kind und Hund waren auch nicht weit entfernt. Warum klang es so unmöglich und märchenhaft, wenn sie davon sprach? Warum *durfte* es nicht wahr sein?

»Was ist denn, wenn die Geschichte wahr wird?«, fragte ich.

»Na ja, das wäre natürlich schön«, sagte sie relativ unbeeindruckt.

»Gut, dann ist es schön. Und dann? Wie geht's weiter?«, hakte ich nach.

Sie schien etwas überrumpelt. »Ähm, ja, dann weiß ich auch nicht. So weit war es irgendwie noch nie. Die Männer waren ja sonst immer schon weg, bevor es so ernst werden konnte. Ich weiß eigentlich gar nicht, wie es dann wirklich wäre, wenn mein Traum wahr werden würde. Vielleicht wäre es ja auch gar nicht so schön, wie ich mir das alles vorstelle.«

»Darf der Traum denn wahr werden?«, wollte ich wissen.

Sie schmunzelte leicht, ein bisschen so, als fühlte sie sich ertappt. »Gute Frage. Ich weiß nicht so recht. Jetzt, wo ich darüber nachdenke, könnte es ja auch sein, dass nur die Vorstellung so schön ist. Wenn es wahr werden würde, wäre sehr wahrscheinlich nicht alles so perfekt wie in meiner Vorstellung. Eine Familie und ein Haus fordern einen ja auch ganz schön.«

»Es könnte ja auch parallel existieren. Also, Sie könnten sich über die Erfüllung dieses Traumes freuen und das Familienleben genießen. Gleichzeitig könnte es Sie fordern und oft auch anstrengend sein. Das darf ja koexistieren«, meinte ich.

»Ja, das stimmt. Auch in einem Traumschloss gibt es mal Probleme, ne?«, sagte sie lächelnd. »Ich weiß auch nicht, warum ich so unrealistische Erwartungen habe. Jeder noch so kleine Makel oder Fehler an meinem Partner ist sofort eine Bestätigung für mich, dass er der Falsche ist und mein Traum wieder nicht in Erfüllung gehen wird, weil er mich irgendwie verletzen könnte und verlassen wird«, erklärte sie.

Manchmal verrennen wir uns in unseren Gedanken und sehen plötzlich nur noch die Dinge, die wir nicht haben möchten. Die fallen uns dann sofort auf und wir fühlen uns dadurch immer hilfloser. Um aus dieser *abwärts*gerichteten Spirale wieder rauszukommen, hilft es, eine Frage zu stellen, die *aufwärts*gerichtet ist. Frau B. war mit dem Fokus bei all dem, was sie nicht haben will. Ihr Ziel war also ein Vermeidungsziel. Sie möchte einen bestimmten Zustand vermeiden (zum Beispiel enttäuscht zu werden).

Über die nächste Frage wollte ich das Gespräch mehr in Richtung Annäherungsziel bewegen. Also weg von »Das will ich so nicht haben« und hin zu: »Ich will es genau so und so haben und dafür brauche ich dieses und jenes«. Zu definieren, wie es denn eigentlich sein soll, hilft oft dabei, zu erkennen, was man eigentlich wirklich will. Und was man auch schon alles hat.

»Wonach suchen Sie genau? Also, wie müsste der Mann oder die Beziehung sein, damit Sie sicher sein könnten, dass er der Richtige ist?«, wollte ich wissen.

»Hmm. Gar nicht so einfach. Also, wenn ich so nachdenke, erfüllt mein jetziger Freund auch schon alles, was ich mir wünsche. Aber irgendwie reicht mir das ja trotzdem nicht. Irgendwie hätte ich einfach gern eine Garantie dafür, dass er auch wirklich immer bei mir bleibt. Ich ertrage den Verlust nicht«, sagte sie, während Tränen über ihr Gesicht liefen.

Ich ertrage den Verlust nicht. Das ist also eine der hinderlichen Annahmen, die sie sich erzählt. Es stellte sich heraus, dass sie der festen Überzeugung war, dass sie es nicht ertragen könnte, wenn sie verlassen werden würde. Dass diese Überzeugung nicht der Wahrheit entsprach, war leicht zu beweisen. Sie wurde schließlich schon mehrmals verlassen und hat alle Trennungen überlebt. Es war nicht leicht, aber ertragbar. Vergangenes Verhalten sagt zukünftiges Verhalten sehr gut voraus. Wenn sie bereits mehrfach in der Lage war, eine Trennung zu überstehen, wird sie es mit großer Wahrscheinlichkeit auch wieder schaffen. Sie kennt es nämlich schon und hat alle notwendigen psychischen Fähigkeiten dafür bereits erlernt. Einfach, weil sie musste.

Und hier kommen wir zu dem Hindernis, welches solche ungeprüften Annahmen über sich selbst (»Ich ertrage das nicht«) mit sich bringen. Wir glauben diesen Annahmen: Sie klingen so überzeugend. Aber sie sind nicht wahr. Nur weil wir von etwas überzeugt sind, heißt es nicht, dass es wahr ist. Es ist unheimlich wichtig, dies auseinanderzuhalten, wenn man dabei ist, seine eigenen Gedanken zu hinterfragen.

Hilfreicher wäre folgende Einstellung: »Selbst wenn dieser Mann mich eines Tages verlässt, werde ich es ertragen können.« Es geht nicht darum, sich eine schmerzhafte Erfahrung schönzureden. Das Schmerzhafte darf bleiben. »Es wäre ziemlich beschissen, wenn dieser Mann mich verlassen würde. Ich würde leiden und heulen und vielleicht auch lange nicht über ihn hinwegkommen. Aber ich würde es ertragen, verdammt noch mal. Also erzähle ich mir diesen Mist nicht länger.«

Hinter der Annahme »Ich ertrage den Verlust nicht« stecken aber noch Glaubenssätze, die diese Überzeugung überhaupt erst möglich gemacht haben. Wenn Frau B. glaubt, dass sie einen weiteren Verlust nicht erträgt, dann geht sie davon aus, dass sie selbst schwach ist. Im weiteren Verlauf der Behandlung haben wir diese Annahme über sie selbst herausgearbeitet und kamen zu weiteren, interessanten Erkenntnissen über sie.

»Welche Geschichten haben Sie sich früher gerne angehört?«, fragte ich neugierig. Wir hatten bereits mehrere Sitzungen über ihre Kindheit, ihre Eltern und wichtige biografische Ereignisse gesprochen, woraus sich aber kein Hinweis für die Verlustängste ergab. Das muss es übrigens auch nicht, denn nicht alle psychischen Auffälligkeiten oder Krankheiten haben ihren Ursprung in der Kindheit (auch wenn das vor allem in Filmen immer gern so dargestellt wird).

»Ich habe eigentlich alle Märchen geliebt! Als ich klein war, hat mir meine Mutter jeden Abend eines aus einem dicken roten Buch vorgelesen.« Sie schmunzelte und da war er wieder: der verträumte Blick in die Ferne.

»Ein schönes Abendritual. Wie hat sich das damals für Sie angefühlt?«, fragte ich in ruhiger, fast schon flüsternder Stimme, um sie nicht aus der Emotion zu reißen.

Der Flüsterton funktionierte, der verträumte Blick blieb aktiv und sie beschrieb ihre Erinnerungen: »Ich hatte sogar eine Dornröschen-Bettdecke, in die habe ich mich ganz tief eingekuschelt, während Mama vorlas. Die Geschichten konnte ich mir immer wieder anhören. Ich habe mich dann gefühlt, als wäre ich die Prinzessin, und habe mich auf meinen Prinzen gefreut.« An dieser Stelle stockte sie kurz. Das Schmunzeln verschwand.

Es war eine minimale Veränderung ihrer Gesichtszüge, die in einer alltäglichen Situation sicher kaum aufgefallen wäre. Aber in diesem Moment war diese Veränderung für mich ein gewaltiger Umbruch. Ich stieg direkt dort ein: »Worauf genau haben Sie sich beim Prinzen gefreut?«

»Ich weiß nicht genau«, antwortete sie nachdenklich. »Er hätte mir geholfen, mich gerettet. Als Prinzessin ist man ja oft in schwierigen Situationen.« Sie lachte. Ich auch. Das war schließlich wirklich komisch, weil es so treffend war.

»Der Prinz rettet also die Prinzessin«, bestätigte ich.

»Ja, schon. Zumindest im Märchen. In Wirklichkeit muss das ja nicht sein.«

»Warum nicht?«, wollte ich wissen.

»Na ja, wir brauchen keine Hilfe«, sagte sie entschlossen.

»Wer ist wir?«, fragte ich.

Sie stockte. Sie war verwundert. Nicht über meine Frage, eher über ihre vorherige Antwort. Sie hielt kurz inne und sagte dann:

»Meine Mutter und ich. Wir brauchen keine Hilfe. Na ja, zumindest hat sie das immer gesagt.«

»Wann hat sie das immer gesagt? Nach dem Märchenlesen?«

»Nein, da nicht. Eher in so alltäglichen Situationen. Zum Beispiel ging mal was im Haus kaputt oder sie hat ein neues Regal gekauft. Sie hat das dann selbst repariert oder aufgebaut. Ich habe ihr dabei assistiert. Sie sagte dann immer: »*Wir brauchen doch keine Hilfe von einem Mann. Wir schaffen das alleine!*« Ich fand das cool. Sie war in der Hinsicht total emanzipiert. Aber es gab auch schlechtere Zeiten.«

»Wie sahen die aus?«, fragte ich.

»Sie brach auch mal völlig zusammen. Ich weiß noch, als mein Vater eine Affäre hatte. Ich war ungefähr sieben. Da war sie nicht mehr so stark wie sonst. Das haute sie echt richtig um. Na ja, verständlich. Er hat die Affäre dann aber relativ schnell beendet und die beiden sind zu einer Art Paartherapie gegangen. So was ist danach nicht mehr vorgekommen. Jedenfalls habe ich es nicht mitbekommen«, erzählte sie.

»Wie war es für Sie, Ihre Mutter plötzlich nicht so stark wie sonst zu erleben?«, fragte ich.

»Ganz schrecklich. Ich wusste gar nicht richtig, was los war. Konnte das nicht einordnen. Sie lag dann oft einfach nur auf dem Sofa oder im Bett. Schaffte gerade mal das Nötigste. Mein Papa kümmerte sich da mehr um mich. Ich habe sie immer mal wieder gefragt, was denn los sei. Sie sagte dann immer nur: ›*Ich kann nicht mehr. Ich ertrage das alles einfach nicht mehr.*‹ Das war schlimm für mich. Das machte mir alles irgendwie richtig große Angst«, erzählte sie weiter.

»Was genau machte Ihnen Angst?«, hakte ich nach.

»Also, ich wusste dann ja schon, dass Papa sich mit einer anderen Frau getroffen hatte. So hatte er es mir erklärt. Aber er sagte auch, dass er das nicht mehr machen würde und dass es Mama auch bald wieder besser gehen würde. Mir machte diese andere fremde Frau Angst. Ich kannte sie nicht und wusste nicht, wer sie war. Aber ich weiß noch, dass ich Albträume von ihr hatte.«

»Was, befürchteten Sie, könnte die Frau tun?«

»Sie könnte mir alles nehmen. Also meine Familie. Sie war ja kurz davor, mir meinen Papa zu nehmen und meine Mama indirekt auch. Die war ja völlig verändert. Nicht so, wie ich sie kannte. Ich war aber wirklich froh, als das alles vorbei war und die beiden sich wieder gefangen hatten«, sagte Frau B. und strich sich über ihre Bluse, als wollte sie diese Erinnerungen abstreifen.

»Ihre Mutter sagte Ihnen damals, dass sie das alles nicht ertrage. Glauben Sie von sich, dass Sie so eine Situation ertragen würden?«, fragte ich.

»Oh Gott, nein. Würde ich nicht«, sagte sie rasch.

Ich erinnerte mich zurück. *Ich ertrage keinen Verlust,* sagte sie in einer vorherigen Sitzung. Wie wir in dieser Sitzung erkannten, war ihr vorherrschender und hinderlicher Glaubenssatz hinter dieser Annahme: »Ich bin schwach.« Wäre sie überzeugt, dass sie stark wäre, müsste sie nicht befürchten, dass sie diese Situation nicht ertragen könnte.

Und jetzt hatten wir eine der Situationen gefunden, in denen ihr diese Botschaft indirekt gesendet wurde. Ihre Mutter, die sie immer als starke Frau gesehen hatte, lag plötzlich schwach am Boden. Da gab es ein Ereignis, das so bedrohlich war, dass es sogar ihre Mutter umwerfen konnte. Der Verlust.

Was war hier noch sicher für die Siebenjährige, die Frau B. damals war? Ihre Welt, wie sie bisher gewesen war, und die Annahmen, die sie über die Welt, die Menschen und sich selbst hatte, wurden durch dieses prägende Ereignis völlig auf den Kopf gestellt.

»Wie war das mit dem Vorlesen der Märchen in der Zeit, als es Ihrer Mutter so schlecht ging?«, fragte ich.

»Da hat mir meistens mein Vater vorgelesen. Aber nach einer Weile hat sie wieder übernommen. Da ging's ihr dann auch langsam wieder besser und die beiden waren schon bei der Paartherapie. Es ging also bergauf. Aber schön war es nicht mehr«, erzählte sie.

»Warum nicht?«, hakte ich weiter nach.

»Weil sie wahrscheinlich genervt war von den Märchen. Sie ertrug diese Geschichten nicht mehr. Prinz und Prinzessin, ewige Liebe, Schloss und Romantik. Na ja, verständlich in ihrer Situation«, sagte sie ruhig.

»Und wie war das für Sie?«, fragte ich weiter.

»Ach, ganz schrecklich. Ich habe mich sogar schon richtig unwohl dabei gefühlt. Ich habe diese Geschichten so geliebt, aber sie wurden mir da schon etwas vermiest. Aber ich meine, ich mache meiner Mama da echt keinen Vorwurf. Ich finde es ja wirklich schon toll, dass sie sich mir zuliebe noch so viel Mühe gegeben hat«, sagte sie. »Aber die Kommentare, die sie dann immer abgelassen hatte, haben dem Ganzen schon einen bitteren Beigeschmack gegeben. Ich weiß noch, dass in dem Buch die Märchen mit dem Satz endeten: Und wenn sie nicht gestorben sind, dann lieben sie sich noch heute. Typisch halt. Dann sagte meine Mama nur noch: *›Ja ja, wer es glaubt, wird selig.‹*«

Eigentlich heißt es ja, »Und wenn sie nicht gestorben sind, dann LEBEN sie noch heute«. Ich fand es interessant, dass sowohl Mutter als auch Tochter das anders verstanden hatten.

»Oder bei Dornröschen meinte sie dann so was wie: ›Wärst du mal in deinem Turm geblieben, da tut dir wenigstens keiner weh.‹ Ach, es war einfach nicht mehr wie vorher. Irgendwann haben wir dann aufgehört, gemeinsam zu lesen.«

»Aber Ihr Traum vom Prinzen und einer märchenhaften Liebesgeschichte blieb?«, fragte ich.

Sie senkte den Blick ein wenig. So als würde sie sich dafür schämen. »Ja, schon. Auch wenn es vielleicht dumm ist.«

»Was genau ist daran dumm?«, fragte ich.

»Na ja, ich brauche ja keinen Prinzen. Die bereiten ja anscheinend nur Kummer und Sorgen«, erklärte sie.

Wir haben an dieser Stelle lange über das »Brauchen« und »Wollen« gesprochen. Wenn wir einen Menschen nicht brauchen, sondern nur wollen, dann ist das im Prinzip eine wunderbare Voraussetzung für eine Beziehung. Wir sind also nicht abhängig von der Person und lassen uns auch nicht so leicht abhängig machen. Wir genießen es aber, eine langfristige Beziehung mit dieser Person zu führen, weil wir sie eben *wollen*. Wir wollen die Zweisamkeit, die Gespräche, den Austausch, die Intimität und die Zukunft mit dieser Person.

Frau B. wollte ihren Partner. Sie brauchte ihn nicht. Aber sie hatte trotzdem Angst davor, ihn zu verlieren beziehungsweise den Verlust nicht ertragen zu können. Sie machte sich emotional abhängig und verlor immer mehr die Kontrolle über ihre Gefühle von Eifersucht und Angst.

Das lag natürlich auch an den Annahmen, die sie erlernt und übernommen hatte. Die Annahme, dass »Prinzen« nur Kummer und Sorgen bereiteten, die Annahme, dass sie im Grunde schwach war, und die Annahme, dass sie deshalb einen möglichen Verlust nicht ertragen würde. Die Annahme, dass Beziehungen nie wirklich sicher waren, und die Annahme, dass romantische und langfristige Beziehungen nur im Märchen vorkommen können. *Wer's glaubt, wird selig.*

Diese Annahmen waren ihr natürlich nicht bewusst und sie hat sie auch nicht bewusst übernommen. Sie glaubte sie aber, denn sie bestätigten den dahinter liegenden Glaubenssatz »Ich bin schwach«. Die Annahmen wirkten also stimmig. Die Sache mit den

Glaubenssätzen funktioniert ja nun mal so, dass wir, wenn wir sie einmal abgespeichert haben, (unbewusst) alles dafür tun, um sie weiter zu bestätigen. Also sabotierte sie ihre Beziehungen (unbewusst) selbst, sodass es nie ernsthaft zu dem Thema »Hochzeit« kam. Ihr Sabotageakt war ihre Eifersucht, ihr übermäßiges Kontrollieren und Misstrauen. Kaum ein Mensch hält so etwas lange aus, oder? Also wurde sie jedes Mal aufs Neue von einem Mann verlassen. Sie war nach jeder Trennung voller Kummer und Sorgen und hatte das Gefühl, dass sie es nicht ertragen konnte. Sie fühlte sich eine Zeit lang elend und verließ kaum das Haus. Sie schaffte in diesen Zeiten nur das Nötigste und isolierte sich ansonsten fast vollständig. Dann rappelte sie sich wieder auf und ließ sich auf den nächsten Versuch ein – immer mit der Angst im Nacken, dass es wieder scheitern könnte. Sie wiederholte also das Verhalten, das sie damals bei ihrer Mutter gesehen hatte.

Wir reflektierten diese Erkenntnisse in den nachfolgenden Sitzungen gemeinsam. Ihr aktueller Partner hielt es – zu ihrer Überraschung – länger aus als die anderen. Aber auch er sei immer mehr an seine Grenzen gekommen. Sie wusste, es würde nicht mehr lange dauern und auch er würde das Handtuch werfen und sie verlassen. So wie es alle vor ihm auch getan hatten. Das würde dann ihre eher hinderlichen Glaubenssätze über Beziehungen weiter bestätigen.

Besonders spannend aber war, dass sie im Grunde keine Angst vor dem Verlust des Partners hatte. Die Verlustangst war nur die Strategie, um die eigentliche Angst dahinter zu bewältigen.

Sie hatte keine Angst, dass er geht. Sie hatte Angst, dass er bleibt.

Denn dann müsste sie sich damit auseinandersetzen, dass die Annahmen, die sie sich all die Jahre über die Männer und die Liebe erzählt hatte, vielleicht gar nicht wahr waren. Im Rahmen der Therapie konnte sie sich aber mit diesen Annahmen auseinandersetzen und sie hinterfragen.

Das ist das Schöne an der Arbeit mit Glaubenssätzen: Anstatt einfach weiter an sie zu glauben, können wir sie uns bewusst machen und dann hinterfragen und überprüfen, ob sie überhaupt stimmen. Viel mehr noch: Wir überprüfen, ob sie hilfreich für uns sind und ob wir sie weiterhin glauben und uns selbst erzählen möchten. Frau B. wollte diese hinderlichen Annahmen über Beziehungen im Laufe der Therapie nicht mehr glauben. Sie fing an, diese Annahmen aktiv zu hinterfragen. *Stimmt das wirklich? Bin ich im Grunde schwach? Was spricht dafür? Was dagegen? Warum glaube ich das? Ist es hilfreich, das zu glauben? Wie komme ich darauf, dass ich eine Trennung nicht ertragen würde? Woher weiß ich, dass ich einen Verlust nicht verkraften würde?*

Klar können wir uns durchgehend Sorgen machen, ob unser Partner oder unsere Partnerin bei uns bleibt oder uns eines Tages doch verlässt. Natürlich bringen auch Versprechen unserer Partner:innen nicht wirklich Sicherheit, denn wir wissen doch im Grunde nie, was uns noch alles erwarten wird. Keiner kann uns die Zukunft garantieren und keiner kann uns eine lebenslange Garantie für eine langfristige Beziehung geben.

Verlustangst entsteht, wenn wir mit dieser prinzipiellen Unsicherheit nicht umgehen können. Um diese Angst in den Griff zu bekommen fangen wir an, zu kontrollieren, zu überwachen, misstrauisch und wachsam zu werden. Wir lassen uns also nie wirklich auf die Beziehung ein, zumindest geben wir uns nicht hin und vertrauen auch nicht. Wir könnten ja genauso gut glauben, dass Beziehungen absolut sicher sind und Versprechungen immer eingehalten werden. Das würde sich langfristig sicher besser anfühlen, aber der Realität entspricht diese Überzeugung sicherlich nicht.

Wir sollten also wegkommen von der Frage, ob die Angst berechtigt ist oder nicht. Ob sie nützlich ist oder nicht. Auch ist es im Grunde völlig egal, ob wir am Ende des Tages nun verlassen werden oder nicht. Wichtig ist, ob wir damit umgehen können, wenn es passiert. *Wie kann ich es ertragen, wenn ich verlassen werde?*

Wir haben Fähigkeiten, mit Widrigkeiten des Lebens umzugehen, jede:r von uns. Einige Fähigkeiten müssen wir manchmal reaktivieren oder auch neu erlernen und gezielt stärken. Denn Fakt ist: Wir sind in der Lage, Verlust zu verkraften, egal wie nahe diese Personen uns stehen mögen. Wir sind in der Lage, Schicksalsschläge zu ertragen. Ich sage nicht, dass es leicht ist oder locker von der Hand geht. Aber es geht. Es ist möglich. Auch das Ende einer Beziehung ist zu ertragen. Wir sind nicht schwach, wenn wir uns dabei Hilfe suchen. Wir sind auch nicht schwach, wenn wir uns keine Hilfe suchen und es mit uns selbst ausmachen. Lasst uns diese Situationen nicht bewerten. Nehmen wir es an.

Der erste Schritt ist immer das Annehmen. Durch das bewusste Annehmen wird der Angst ein Stück ihrer Macht genommen. Und das bedeutet, dass wir uns damit ein Stück unserer Macht zurückholen. Diese sollte nämlich immer bei uns bleiben. Erinnern wir uns also wieder an unsere Macht, unsere Kraft und an unsere Fähigkeiten, mit den Widrigkeiten des Lebens umzugehen. Diese Kräfte waren immer da. Sie wurden nur überschattet von Annahmen, die wir im Laufe des Lebens gelernt, bestätigt und zu Glaubenssätzen verfestigt haben.

Der erste und essenzielle Schritt beim Loslassen von hinderlichen Glaubenssätzen ist damit also die Bewusstwerdung und die Annahme. *Es ist, wie es ist.* Aber es ist änderbar.

Werden wir uns darüber klar, was dieser Glaubenssatz bewirkt und inwiefern er unsere Wahrnehmung, unser Denken und Fühlen beeinflusst. Wir müssen sehen, welchen Einfluss diese Denkweise auf unser Leben hat, und uns all die positiven wie auch negativen Konsequenzen bewusst machen, die wir erleben, wenn wir diese Annahmen weiter glauben. Um etwas so Tiefgreifendes in uns zu verändern wie einen Glaubenssatz, brauchen wir Selbsterkenntnis. Die erlangen wir meistens erst im Nachhinein. Daher lohnt sich ein Blick in die Vergangenheit, wie es auch Frau B. getan hat.

Wenn wir unsere Glaubenssätze identifiziert haben, ist es wichtig zu fragen:

- Warum glaube ich diese Annahme?
- Und warum will ich diese Annahme nicht mehr glauben?

Aber auch:

- Was habe ich davon, diesen Glaubenssatz zu glauben und zu leben?

Frau B. kann durch diesen Glaubenssatz langfristig verhindern, verletzt zu werden. Denn wenn sie glaubt, dass Bindungen im Grunde unsicher sind, dann wird sie sich niemals gänzlich auf eine Bindung einlassen und kann daher nicht wirklich verletzt werden. Zumindest innerhalb dieser Logik trifft das zu. Das Leben spielt oft anders.

Das bedeutet also, dass dieser Glaubenssatz eine Funktion hat. Denn, wie wir bereits gelernt haben, entstehen Glaubenssätze nicht grundlos. Sie entstehen aufgrund bestimmter Erfahrungen, die wir (oft immer wieder) gemacht haben und vor denen wir geschützt werden wollen. Frau B. hat während der Ehekrise ihrer Eltern die Erfahrung gemacht, dass Bindungen unsicher sein können und sie im Grunde schwach sei und deshalb dieses Risiko nicht eingehen konnte. Sonst könnte sie verletzt werden und aufgrund ihrer Schwäche diese Verletzung nicht ertragen.

Wenn man dieser Logik folgt, dann ist es nur nachvollziehbar, dass Frau B. Angst hatte, sich auf ihre Beziehung voll einzulassen

(»mit Haus, Kind und Hund«), denn sie konnte ja verletzt beziehungsweise verlassen werden. Sie handelte – innerhalb dieses Glaubenssystems – absolut logisch und nachvollziehbar.

Wenn wir aber diese Glaubenssätze nicht identifiziert hätten, hätten wir die Logik ihrer Geschichte nicht sehen können. Wir würden uns fragen, warum sie sich denn so anstellt? Was das ganze Drama soll? Sie hat doch einen tollen Mann und liebt ihn. Soll sie ihn doch einfach heiraten und gut ist, oder?

Und genau das ist der Grund, warum es wichtig ist, unter die Oberfläche zu tauchen und die darunter liegenden Glaubenssätze zu erkennen. Es geht nicht unbedingt darum, diese schnell zu verändern. In vielen Fällen ist es sogar mit dem Erkennen schon getan. Wurde die Logik des Verhaltens erkannt, also das Warum – nämlich der dahinter liegende Glaubenssatz – verstanden, kann in den zukünftigen Situationen das Verhalten reflektiert und verändert werden.

Frau B. kann sich jetzt, nachdem sie ihre Glaubenssätze erkannt hat, bei der nächsten Situation, in der sie eifersüchtig und unsicher wird, selbst hinterfragen.

- Warum denke ich gerade so?
- Hat mein Verhalten etwas mit meinem Glaubenssatz zu tun?
- Möchte ich das gerade wirklich glauben?
- Was möchte ich stattdessen glauben?
- Wie möchte ich mich jetzt verhalten?

Um den eigenen Glaubenssätzen auf die Spur zu kommen, können wir uns folgende Fragen stellen:

- Welche Aussagen, die ich in meinem Leben gehört habe, haben heute noch einen starken Einfluss auf mich?

- Welche Aussagen lösen starke Gefühle in mir aus?
- Was ist mein Lebensmotto?
- Welche Werte sind mir wichtig?
- Wie gehe ich mit mir um, wenn es mir nicht gut geht?
- Wie gehe ich mit mir bei Erfolgen/Misserfolgen um?
- Welche Bedürfnisse hatte ich in meiner Kindheit, die nicht ausreichend erfüllt worden sind?
- Wäre etwas anders, wenn meine Eltern meine Bedürfnisse ausreichend erfüllt hätten?
- Wie gehe ich heute mit meinen Bedürfnissen um?
- Bin ich strenger zu mir als zu anderen?
- Was brauche ich gerade? Was verweigere ich mir gerade?

Die Antworten zu diesen Fragen können erste Hinweise darauf geben, wie die eigenen Glaubenssätze aussehen können und zu welcher Kategorie sie gehören:

- Verbote wie »Ich darf nicht/soll nicht …«
- Aufforderungen wie »Ich muss/soll …«
- Erlaubnisse/Berechtigungen wie »Ich darf erst, wenn …«

Aber auch das Thema, also die inhaltliche Ebene des Glaubenssatzes, ist interessant. Worum geht es? Bist du eher streng mit dir selbst? Geht es dabei darum, etwas zu erhalten? Beispielsweise durch Leistung Anerkennung zu erhalten? Oder geht es um Vermeidung? Soll durch die Leistung eine wahrgenommene Schwäche oder Unsicherheit kompensiert werden?

Das sind Fragen, die ich mir als Psychotherapeutin stelle, während ich meinem Gegenüber zuhöre. Und diese Fragen kannst du dir auch stellen, wenn du mehr über dich und deine Motive erfahren möchtest.

Das ewige Kind
Funktion der Glaubenssätze

Ich erinnere mich noch gut an die ersten Begegnungen mit Frau K., die gerade dreiundvierzig Jahre alt geworden war und gemeinsam mit ihrem Lebensgefährten in einer Dreizimmerwohnung lebte. Sie berichtete, dass es ihr zunehmend schlechter gehe, seitdem sie wieder in ihrer Geburtsstadt lebte, weshalb sie psychotherapeutische Hilfe benötige. Vor zwei Jahren sei sie mit ihrem Lebensgefährten »zurückgekommen«, weil sie der Meinung war, dass ihre Eltern sie jetzt brauchten.

Schnell stellte sich heraus, dass Frau K. kaum in ihrer Wohnung übernachtete, sondern dort nur zum Wäschewaschen und Kleidungwechseln vorbeischaute. Sie verbrachte die meiste Zeit bei ihren Eltern, die ein paar Straßen weiter lebten. Sie schlief in ihrem früheren Kinderzimmer und kümmerte sich um ihre teilweise pflegebedürftigen Eltern.

»Na ja, gut, so richtig pflegebedürftig sind sie jetzt nicht. Sie kommen schon gut zurecht, aber ich mache mir halt Sorgen und bleibe dann lieber bei ihnen«, gestand sie einmal.

»Worüber genau machen Sie sich Sorgen?«, fragte ich.

»Sie sind halt schon alt und da kann ja jederzeit was passieren. Ich will da einfach kein Risiko eingehen. Wenn was ist, kann ich sofort helfen«, erklärte sie.

In späteren Sitzungen zeigte sich, dass Frau K. eine starke Angst davor entwickelt hatte, dass ihre Eltern versterben könnten.

Ihre Eltern waren beide über achtzig Jahre alt, litten unter einigen chronischen Krankheiten und wiesen weitere für die Gesundheit ungünstige Verhaltensweisen auf. Ganz rational betrachtet war es gar nicht so unwahrscheinlich, dass ihre Eltern innerhalb der nächsten zehn Jahre (vermutlich früher) versterben könnten. Für die meisten Menschen wäre das etwas, worauf sie sich nun langsam einstellen würden. Für Frau K. war es aber ein absoluter Albtraum.

Bemerkenswert war, dass ich mit einer maximal Zehnjährigen zu sprechen schien, wenn der mögliche Tod ihrer Eltern thematisiert wurde. Es war für sie so unvorstellbar, massiv beängstigend und fast schon traumatisierend. Ihre Angst versuchte sie durch Kontrolle und Sicherheitsverhalten zu reduzieren. Das ist üblich bei Angststörungen und auch ein zentrales Merkmal der Störung.

Sie versuchte also, den Alltag ihrer Eltern weitestgehend zu kontrollieren, und erstellte Tagespläne, vereinbarte Kontrolluntersuchungen bei den Ärzt:innen und sorgte für die Mahlzeiten. Sie schlief bei ihren Eltern und stand zweimal pro Nacht auf, um zu kontrollieren, ob ihre Eltern noch lebten. Als ich das so hörte, tauchte bei mir ein Bild von Frau K. als allumsorgende Krankenschwester oder Betreuerin auf. Eine sehr erwachsene Person, die genau weiß, was sie tut, alles im Griff hat und sich liebevoll um ihre »Schützlinge« kümmert.

Das passte aber so gar nicht zu der Frau K., die vor mir saß. Sie war eher unbeholfen, kindlich, verängstigt, aber teilweise auch trotzig und wütend – etwa so wie ein pubertierender Teenager. Wütend machte sie zum Beispiel, wenn ihre Mutter sie bei ihrem Videospiel störte oder wenn ihr Vater ihr nicht das Geschenk, das sie eigentlich wollte, zum Geburtstag schenkte. Auch ihre Kleidung würde ein alteingesessener Psychiater wahrscheinlich als »für das Alter unangemessen« dokumentieren. Ich bin da durchaus flexibler und versuche, Kleidungsstile nicht als »angemessen« oder »unangemessen« zu bewerten. Aber was Frau K. trug, war – nennen wir es: »auffällig«.

Sie trug eine pinkfarbene Leggins und ein übergroßes, verwaschenes graues T-Shirt mit einem riesigen Mickey-Mouse-Kopf auf der Brust. Außerdem trug sie schwarze Gummistiefel mit bunten Punkten verziert. Sie war ungeschminkt und hatte die Haare zu einem Pferdeschwanz nach hinten gebunden. Sie hatte bunte, selbst gemachte Perlenarmbänder an den Armen. Das Outfit hätte locker auch eine Siebenjährige tragen können. Aber es war nicht nur das Outfit. Es war ihr gesamtes Auftreten. Ihre Mimik, Gestik und die Art, wie sie sich ausdrückte. Sie versuchte auf Biegen und Brechen, ein Kind zu bleiben.

In einer späteren Sitzung sprachen wir über ihre Angst vor dem Tod ihrer Eltern. Ausgelöst wurden die Ängste durch Kreislaufprobleme ihres Vaters. Eines Morgens habe er bewusstlos neben seinem Bett gelegen, vermutlich weil er zu schnell aufgestanden war. Die behandelnde Ärztin konnte nichts Besorgniserregendes feststellen. Für Frau K. war es der Beginn einer Angststörung.

»Was ist, wenn Ihre Eltern sterben?«, fragte ich ganz naiv.

»Das wäre schlimm! Der absolute Horror!«

»Und dann?«, fragte ich unbeeindruckt.

»Wie, und dann?« Sie war etwas verwirrt. Das passiert übrigens fast immer bei dieser Fragetechnik. Verständlich. Ist ja auch äußerst unüblich, dass die Gesprächspartnerin auf die Bekundung der größten Ängste mit »und dann?« antwortet. Es hilft aber ungemein, um an den Kern der Sache zu gelangen.

»Na ja, dann ist es schlimm und Sie erleben den absoluten Horror. Was ist dann, wenn Sie den absoluten Horror erleben?«, erklärte ich fragend. Ich bleibe bei der Wortwahl der Patientin. Wenn es für sie der »absolute Horror« ist, dann ist es genau das. Und dann wird dieser Begriff auch verwendet.

»Ja, dann bin ich alleine und meine Eltern sind einfach für immer weg und keiner kümmert sich mehr um mich und alles ist dann einfach scheiße«, sagte sie.

Interessant, dass sie anmerkte, dass sich dann keiner mehr *um sie* kümmern kann. Eigentlich kümmerte sie sich aktuell rund um die Uhr um ihre Eltern. Als Belastung sah sie das nicht. Dadurch, dass sie gerade wieder bei ihren Eltern lebte, hatte sie anscheinend das Gefühl, dass ihre Eltern sich um sie kümmern würden.

»Und dann?«, fragte ich weiter. »Also, Sie leben den absoluten Horror, sind alleine und keiner kümmert sich mehr um Sie. Was ist dann?«

Sie stockte. Sie dachte aber nicht nach. Ich sah in ihrem Blick, dass die Antwort schon parat war. Sie überlegte nur, ob sie sie aussprechen sollte.

»Dann muss ich erwachsen werden«, sagte sie schließlich und atmete tief aus.

»Und dann?«, fragte ich wieder.

»Dann darf ich kein Kind mehr sein«, platzte es fast schon aus ihr heraus. Innerlich stockte ich kurz. *Das war es. Natürlich!*

Ich ließ mir nichts anmerken und fragte weiter: »Und dann? Wenn Sie kein Kind mehr sein können?«

»Dann bin ich verantwortlich«, sagte sie zaghaft. Sie senkte den Blick. Ihre Schultern fielen leicht ab. Die typische Gestik des Schuldgefühls.

»Wofür?«, wollte ich wissen.

»Für den Tod meines Großvaters«, sagte sie, ohne zu zögern. So wie sie das sagte, war das klar. Das kam wie ein Fakt aus ihr heraus. *Das ist eine Tatsache und da gibt's nichts dran zu rütteln.* Wir waren also bei ihren Glaubenssätzen angelangt.

Ich erinnerte mich: Sie hatte anfangs schon von ihrem Großvater berichtet. Ihr Großvater, der sich auf dem Dachboden erhängt hatte. Sie hatte ihn damals im Alter von sieben Jahren gefunden. Sie hatte nicht verstanden, was mit ihm los war, und dachte zunächst, dass es ein Spiel sei. Sie zog an seinen in der Luft baumelnden Füßen und versuchte, sich an ihn zu hängen, um zu schaukeln. Erst als sie bemerkte, dass seine Beine stocksteif waren, kam ihr das komisch vor. Sie rief immer wieder: »Opa! Opa! Ich bin's! Was ist los?« Aber er zeigte keine Reaktion. Also lief sie nach unten und rief ihre Oma. Danach ging alles sehr schnell. Bestürzen, Geschrei, ein Krankenwagen, die Polizei.

Ehe sie sich versah, war sie auf der Beerdigung ihres Opas. Keiner sprach mit ihr darüber. Sie konnte sich unter dem Begriff Tod noch nichts vorstellen. Sie wusste nur, dass es schlimm war. Und traurig. Alle weinten. Es sprach zwar keiner mit ihr, aber sie hörte, wie ihre Oma und ihr Vater über sie sprachen.

»Es ist Ronjas Schuld!«, hörte sie ihren Vater sagen. Er klang aufgebracht. Das erschreckte die kleine Ronja, also die spätere Frau K.

»Ach, was soll denn das. Sie ist doch noch ein Kind!«, erwiderte ihre Oma empört. »Kinder sind niemals für so was verantwortlich.«

Gerade wollte ihr Vater Widerworte geben, da unterbrach ihn die Oma: »Jetzt hör aber auf!«, ermahnte sie ihn mit Nachdruck. Ihr Vater wandte sich wütend ab. Überzeugt schien er nicht zu sein, aber er schwieg jetzt.

»Mir gegenüber hat er das nie gesagt. Aber ich habe immer mal wieder gehört, wie er zu anderen gesagt hat, dass ich schuld war. Er meinte, dass ich ihn hätte aufhalten können. Stattdessen hätte ich im Garten gespielt. Ich glaube, er fand das egoistisch von mir. War es ja vielleicht auch«, sagte Frau K. und wich dabei immer wieder meinem Blick aus. Sie schämte sich.

Ich dachte kurz nach. Sie hatte ja eigentlich den perfekten Aufhänger geboten, um das Schuldthema anzugehen. Wir könnten jetzt ganz rational die Schuld hinterfragen und auch ihre Funktion identifizieren.

Aber ich hatte das Gefühl, dass es zu früh dafür war. Ich wollte sie nicht überfordern und auch nicht den Anfängerfehler machen, sofort zum nächsten Thema überzugehen. Es ging noch immer darum, warum ihre Eltern niemals sterben durften.

Für sie war also Erwachsenwerden mit Verantwortung und Schuld, genauer mit Strafmündigkeit verbunden. Auf Nachfragen erfuhr ich auch, dass es für sie kaum positive Aspekte des Erwachsenwerdens gab. Sie wollte gar nicht erwachsen werden. Es war einfach ziemlich unattraktiv für sie.

Ich konnte das nachvollziehen. Ich verstand auch, warum sie sich dann schuldig fühlen würde. Ihr Vater hatte gesagt, dass sie schuld am Tod des Großvaters wäre, da sie (laut seiner Aussage) hätte eingreifen und den Tod hätte verhindern können. Sie war sieben Jahre alt. Natürlich glaubte sie das, was ihr Vater sagte. Es war ihre Realität. Er übertrug höchstwahrscheinlich seine eigenen Schuldgefühle auf seine Tochter und missbrauchte sie dadurch, um sich selbst psychisch zu entlasten. Aber das konnte sie als Siebenjährige natürlich nicht ahnen. Was ihr Vater sagte, war nun mal Gesetz. Sie zweifelte bis heute nie an dem, was er sagte oder tat. Wenn er sagte, dass sie schuld war, dann war sie schuld.

Aber es gab ein Hintertürchen. Das hatte ihr die Mutter ihres Vaters, ihre Oma, geöffnet und die hatte sogar mehr als ihr Vater zu sagen. Die konnte ihre Stimme gegen ihren Vater erheben und er gab dann oft schnell auf. Das begreift eine Siebenjährige sehr schnell. Oma hat also mehr zu sagen als Papa.

Und Oma hat gesagt, dass sie noch ein Kind sei und *Kinder niemals für so was verantwortlich sein könnten.* Für die siebenjährige Ronja K. war damals klar: Ich bin nicht schuldig, weil ich ein Kind bin.

Für die heutige dreiundvierzigjährige Frau K. bedeutet das allerdings: *Ich muss ein Kind bleiben, damit ich nicht schuldig bin. Erwachsenwerden bedeutet schuldig sein.* Und natürlich will sie nicht schuldig sein. Mal abgesehen davon, dass sie es selbstverständlich nicht ist. Aber wie schon zu Beginn des Buches erklärt: Wir versuchen, Informationen, die wir erhalten, einzuordnen und handeln nach unserer eigenen inneren Logik.

»Die Menschen werden nicht von den Dingen, sondern von den Meinungen über die Dinge gepeinigt.«

Karl Immermann

Frau K. erhielt die Informationen, dass sie schuld am Tod ihres Großvaters sei. Sie erhielt die Information von einer für sie absolut unanzweifelbaren autoritären Quelle und diese Information wurde mehrmals wiederholt. Außerdem erhielt sie die Information, dass Kinder an so was nicht schuld sein können. Diese Information entlastete sie natürlich vorerst. Aber in ihrem persönlichen System zusammengefügt bedeutete dies: »Solange du ein Kind bleibst, bist du unschuldig.« Das war ihre Annahme. Der dahinter liegende Glaubenssatz, der sich verfestigt hatte, war: »Ich bin schuldig.«

Frau K. machte natürlich noch weitere Erfahrungen, die diesen Glaubenssatz weiter verfestigten und zu ihrer Wahrheit werden ließen. Und leider korrigierte keine erwachsene Person in ihrem Umfeld diese Annahme und somit bot niemand ihr eine alternative Realität an.

Sie entwickelte durch diesen Glaubenssatz auch die extreme Angst davor, dass ihre Eltern sterben könnten. Denn wenn ihre Eltern sterben, bedeutet das für sie, dass sie kein Kind mehr ist.

»Ohne Eltern ist man kein Kind mehr«, sagte sie einmal.

Die eigentliche Angst war also nicht, dass ihre Eltern sterben könnten, sondern dass sie kein Kind mehr bleiben würde. Mehr noch: dass sie erwachsen werden musste. Das war deshalb so beängstigend, weil ihr die Geschichte erzählt wurde, dass sie an einer Tragödie schuld sei, für die sie absolut nichts konnte. Und weil ihr erzählt wurde, dass Kinder nicht schuld sein könnten. Sie erzählte sich weiter: *Erwachsene aber schon. Sobald ich erwachsen bin, bin ich schuld.*

Außerdem könnte sie auch für den Tod ihrer Eltern verantwortlich gemacht werden. Wenn sie den Tod des Großvaters schon nicht verhindern konnte, dann aber den Tod ihrer Eltern. Und dafür tat sie alles, was in ihrer Macht stand.

Es ist immer wieder erstaunlich, was Worte anrichten können. Noch mehr erstaunt mich, dass die Menschen, die diese Worte an andere Menschen richten und damit jahrelangen, ja manchmal sogar einen lebenslangen Schaden bei anderen Menschen anrichten, sich dessen meist nicht einmal bewusst sind.

Da bestätigt sich auch wieder, dass wir im Grunde extrem soziale Wesen sind, die das Miteinander brauchen, die abhängig von Bindungen sind und deren große Angst die Abweisung und der Ausschluss aus der Gruppe ist. Das macht uns hochgradig verletzlich.

Frau K. war ein Kind und damit abhängig von der Realität ihrer Bezugspersonen. Die Realität ihres Vaters war von Schuld geprägt, die er auf seine Tochter übertrug. Frau K. hatte also keine Wahl. Sie übernahm die Ansicht, Bewertung und damit die Realität ihres Vaters und integrierte diese in ihre eigene. Sie glaubte über Jahre an diese Annahmen, versuchte aber gleichzeitig, ihnen auszuweichen, da sie so schwer zu ertragen waren. Verständlich, denn sie fürchtete sich davor, dass sie wahr werden könnten. Sie wollte nicht erwachsen werden, denn sie wollte nicht schuld sein. Sie wollte, dass ihre Eltern weiterlebten, denn sie wollte nicht wieder für einen Tod verantwortlich gemacht werden.

Bei fast allen Patient:innen, die meine Praxis aufsuchen und mir ihre Geschichten erzählen, fällt mir auf, dass es selten Umstände oder Situationen sind, die ihnen Probleme bereiten – auch wenn es auf den ersten Blick oft so erscheinen mag. Sobald wir etwas tiefer graben, lässt sich schnell erkennen, dass es ihre Wahrnehmungen und Bewertungen der Situationen sind, die ihnen Probleme bereiten.

Hier schließt sich der Kreis und ich komme auf das Thema des zweiten Kapitels zurück. Unsere Wahrnehmung ist geprägt von den Informationen, die wir im Laufe unseres Lebens über bestimmte Menschen, Situationen oder Umstände erhalten haben. Sie ist geprägt von all den Bewertungen, Meinungen und Ansichten anderer, die uns erzählt worden sind. Daraus formen wir unsere Glaubenssätze, und nehmen alles, was uns begegnet, durch diesen Filter wahr. Ein ewiger Kreislauf. Ein Karussell, das sich nicht aufhört zu drehen.

Außer wir halten es ganz bewusst einmal an.

Es hilft schon, sich selbst »Stopp!« zu sagen und kurz den Raum, die Situation oder die Sitzposition zu wechseln und dann bewusst zu entscheiden. *Was will ich gerade denken? Wie möchte ich mit mir reden? Würde ich, so wie ich mit mir selbst spreche, auch mit einer geliebten Person sprechen?*

Wir sind weder unseren Gedanken noch unseren Gefühlen oder unseren Glaubenssätzen hilflos ausgeliefert. Auch wenn das Unterbewusstsein gerne mystisch, dunkel und tief vergraben in einer verschlossenen Kiste dargestellt wird, ist es nicht so unzugänglich und unerreichbar. Jede:r von uns ist die Expertin oder der Experte für ihr:sein eigenes Leben, für ihren:seinen Körper und ihre:seine Seele. Und damit auch für ihr:sein Unterbewusstsein, das unsere

Glaubenssätze enthält, die wir sehr wohl hervorholen können, wenn wir das wollen.

Das kann schmerzhaft und unbequem sein und vielleicht müssen wir dafür sogar einige Vorteile aufgeben, die wir durch unser bisheriges Verhalten hatten.

Hier berühren wir ein heikles Thema: die Funktion des Problems und damit auch verbunden: der Krankheitsgewinn (ich weiß, schreckliches Wort!).

Die Antwort auf die Frage »Wozu brauche ich dieses Problem?« kann uns wertvolle Informationen über die Funktion des Problems geben. Während die Frage »Was habe ich von meinem Problem?« uns aufzeigen kann, welchen Krankheitsgewinn wir durch die Aufrechterhaltung des Problems haben.

Die spontane Antwort auf diese Fragen lautet so gut wie immer: »Na, zu gar nichts! Ich habe davon nur Angst/Stress/Ärger etc.«

Das stimmt aber so gut wie nie. Erinnern wir uns: Unsere Psyche handelt immer logisch. Kaum eine psychische Störung entwickelt sich einfach so. Natürlich ist damit nicht gemeint, dass Menschen für ihre psychischen Störungen selbst verantwortlich sind und sie in irgendeiner Form selbst »verschuldet« hätten. Die Ursachen von psychischen Störungen sind so komplex, individuell und noch nicht abschließend erforscht, dass hier ohnehin keine pauschale Aussage getroffen werden kann. Wir können nicht für die Entstehung einer psychischen Störung verantwortlich gemacht werden, aber wir sind oft für die Aufrechterhaltung der Störung verantwortlich. Das bedeutet: Wir haben mit der Zeit eine Strategie entwickelt, die hilfreich war, um mit dem Problem umzugehen. Langfristig merken wir jedoch, dass die Strategie hinderlich wird und zunehmend Probleme verursacht. Wir erhalten dann das Ursprungsproblem mit unserer Strategie am Leben und kennen vielleicht gerade keinen besseren Weg..

Genau an diesem Punkt brauchen wir externe Unterstützung. Das können Freunde, hilfreiche Familienmitglieder oder auch Ratgeber, Bücher und natürlich professionelle Unterstützung in Form von Psychotherapie sein. In der Regel gehen wir damit einen wichtigen Schritt vorwärts: weg von hinderlichen Strategien, die vermeintlich beim Bewältigen des Problems helfen sollen, und hin zur Heilung.

Stellen wir uns das Problem wie eine überlaufende Badewanne vor. Die Bewältigungsstrategie ist dann ein ständiges Drumherumlaufen, mit einem Eimer Wasser abschöpfen und weggießen und übergetropftes Wasser mit Tüchern aufnehmen. Es gab eine Zeit, in der das unsere erstbeste und auch gut funktionierende Strategie war. Daran ist nichts Verwerfliches, sondern es war das Beste, was wir mit dem Wissen, das wir hatten, tun konnten. Irgendwann bemerken wir aber, dass die Sache aus dem Ruder läuft. Das permanente Abschöpfen und Trocknen wird immer anstrengender, denn das Wasser läuft ständig weiter und die Kraftreserven gehen langsam aus. Es nimmt immer mehr Raum und Zeit in unserem Leben ein und raubt uns Energie. Also hören wir auf mit der Bewältigungsstrategie und wenden uns der Ursache zu: Reparieren wir den undichten Wasserhahn!

Sich der Ursache zuzuwenden, ist aber natürlich nicht immer so einfach und offensichtlich wie in dem Beispiel, sondern erfordert oft viel Kraft.

Allein die Bewältigungsstrategie, die man vielleicht schon ein halbes Leben lang angewandt hat, aufzugeben, verlangt uns Menschen viel ab. Es bedeutet nämlich jahrelanges Verhalten, jahrelange Denkmuster und damit verbundene Gefühle plötzlich aufzugeben und anders zu denken, sich auch anders (und ungewohnt) zu fühlen und vielleicht sogar anders zu verhalten als bisher. Unser bisheriges Verhalten ist aber das, was uns in den Augen anderer ausmacht. Wir definieren uns dadurch und erleben Konsequenzen für bestimmte Verhaltensweisen. Und wir erleben genauso Konsequenzen für die Bewältigungsstrategien, die wir uns angeeignet haben und für die psychischen Leiden, die wir mitbringen: negative, aber auch »positive« Konsequenzen.

Denn auch wenn wir die Ursachen von psychischen Störungen bisher nicht ganz genau kennen, wissen wir, dass sie so gut wie immer eine Funktion erfüllen. Im Fall von Frau K. war die Funktion der Angststörung (Angst vor dem Tod der Eltern), ihrer eigenen vermeintlichen Schuld nicht ins Auge sehen zu müssen. Der Schuld zu entkommen, von der sie dachte, dass sie zu ihr gehörte. Die Symptome ihrer Angststörung boten auch einen Krankheitsgewinn. Sie hatte etwas davon.

Durch ihr fürsorgliches und altruistisches Verhalten erhielt sie u. a. die Anerkennung ihrer Eltern und viel wichtiger noch: Sie konnte durch den indirekten Einzug ins Haus der Eltern ihre Rolle als Kind wieder fast vollständig ausleben. In dieser Rolle fühlte sie sich am sichersten, denn die war sehr weit weg vom Erwachsensein und damit weit weg von der Schuld, die ihr aufgeladen wurde. Außerdem hatte sie die gefühlte Kontrolle über die Gesundheit ihrer Eltern und musste sich weniger Sorgen um den Tod ihrer Eltern machen.

Herauszufinden, welche Funktion unsere Probleme und welchen Gewinn wir durch unsere Symptome oder gar Störungen haben, ist ein großer Fortschritt in Richtung Heilung. Es sorgt nämlich für ENTwicklung statt weiterer VERwicklung.

Die Funktion hinter den hinderlichen Glaubenssätzen zu erkennen, bedeutet immer, die eigene Komfortzone zu verlassen. Sich zu fragen, welchen Gewinn man durch diese Annahmen eigentlich haben könnte, ist wahrscheinlich eine der unbequemsten Fragen, die man sich stellen kann.

Reflexartig würde fast jede:r von uns mit Abwehr reagieren und die Frage verwerfen. *Was soll das? Was könnte ich schon davon haben, zu glauben, dass ich schuldig bin? Was soll es mir bringen, davon überzeugt zu sein, nicht gut genug, nicht liebenswert oder unfähig zu sein? Ich habe mir das ja nicht ausgesucht!*

Das stimmt. Wir suchen uns unsere Glaubenssätze nicht aus, zumindest nicht bewusst. Sie entstehen u. a. aufgrund unserer Erfahrungen und der Interpretation der Erfahrungen. Und dennoch erfüllen sie eine Funktion. Sie sind entstanden, weil sie die beste Erklärung für die damaligen Umstände geboten haben. Aber warum sind sie immer noch da? Anhand des Beispiels von Frau K. erkennen wir ihre Funktion. Ihre Glaubenssätze bilden ein verstricktes Glaubenssystem, was sich gegenseitig verstärkt und bestätigt. Ihr Glaubenssystem enthält Glaubenssätze wie »Du bist schuldig«, aber auch Wenn-dann-Aussagen wie »Solange du ein Kind bist, bleibst du unschuldig«.

Der zweite Glaubenssatz hatte hier die Funktion, sie zu entlasten, ihr einen Ausweg von dem ersten hinderlichen Glaubenssatz zu geben. Das klingt erst mal nett, jedoch bedeutet das auch, dass der zweite Glaubenssatz den ersten bestätigt und damit verstärkt. Wenn sie nämlich nicht wirklich überzeugt davon wäre, dass sie schuldig sei, müsste sie auch keine Strategie finden, wie sie sich von der Schuld entlasten könnte. In diesem Fall ist es unheimlich wichtig, die Funktion der Glaubenssätze im eigenen Glaubenssystem zu erschließen, bevor man mit dem Hinterfragen und Verändern der Glaubenssätze beginnt. Denn wir könnten nun Stunden damit verbringen, den zweiten Glaubenssatz zu hinterfragen und zu verändern und sie damit aus der Kinderrolle holen und sie in die Eigenverantwortung bringen. Aber wozu? Damit sie dann mit der festen Überzeugung, schuldig zu sein, leben muss? Ohne Bewältigungsstrategie? Nicht sehr attraktiv.

Da wir uns aber Gedanken um die Funktion der Glaubenssätze gemacht haben, wissen wir nun, dass der zweite Glaubenssatz nur als Bewältigung des ersten Glaubenssatzes dient. Wir konzentrieren uns daher auf das Hinterfragen und Verändern des ersten Glaubenssatzes. Denn wenn Frau K. nicht mehr der festen Überzeugung ist, dass sie schuld am Tod ihres Großvaters sei, dann fällt der zweite Glaubenssatz, dass sie ewig ein Kind bleiben muss, um nicht schuldig zu sein, automatisch in sich zusammen. Denn er dient ja dazu, den ersten zu bestätigen. Wenn Frau K. nicht mehr nur glaubt, sondern bald weiß, dass sie absolut unschuldig ist, dann darf sie auch erwachsen werden. Dann darf sie endlich ihrer Kinderrolle entwachsen und darf die Kontrolle über das Leben ihrer Eltern wieder an ihre Eltern abgeben. Sie ist dann nicht mehr für das Leben oder Sterben anderer, sondern nur noch für sich selbst verantwortlich und übernimmt diese Verantwortung auch bewusst.

Zugegebenermaßen ist es nicht bequem, sich mit der Funktion von Problemen, Symptomen, Krankheiten oder Glaubenssätzen zu befassen, doch der Lohn ist äußerst erstrebenswert. Wir lernen uns nicht nur besser kennen, werden uns also uns selbst bewusster, sondern erkennen auch unseren blinden Fleck und lernen, diesen zu beleuchten. Was auch immer darin verborgen sein mag. Viel mehr noch: Wir lernen, dass wir damit umgehen können. Indem wir es tun.

Der wertlose Bruder
Aufrechterhaltung der Glaubenssätze

Als Herr M., ein fünfzigjähriger Jurist und Familienvater, meine Praxis betrat, bemerkte ich gleich seine auffällige Einschränkung beim Gehen. Er hatte als Sechsjähriger bei einem Unfall einen Teil seines rechten Beins verloren. Er trug eine Prothese, mit der er deutlich angestrengt ging. Er kam zu mir, da er vor einigen Wochen von seinem Hausarzt die Verdachtsdiagnose »Burn-out« erhalten hatte. Er könne zwar noch arbeiten gehen, habe aber kaum noch Spaß an seinem Job. Er sei oft gereizt und fühle sich den Aufgaben nicht mehr gewachsen. Im Grunde glaube er, dass er kein guter Anwalt sei, auch wenn seine Vorgesetzten anderer Meinung wären. Denn er solle kommenden Monat zum Partner ernannt werden.

Ich gratulierte ihm zu der Beförderung und Anerkennung seiner Leistungen und fragte ihn, ob er sich dafür schon selbst anerkannt habe.

»Nee. Da gibt's auch nichts anzuerkennen«, erwiderte er fast schon schnippisch. »Ich freue mich natürlich schon darüber, aber mit meiner aktuellen Lage wird das ja sowieso nichts. Ich bin ja jetzt schon am Limit meiner Kräfte.«

Er wollte also schnell weg vom Thema Anerkennung und hin zu den Hindernissen. Ich blieb aber vorerst bei dem Thema Anerkennung. »Wie ist das für Sie, anerkannt zu werden?«, fragte ich.

»Schwierig.«

Ich machte eine Pause. Uns beiden war klar, dass ich jetzt nach dem *Warum* fragen würde. Ich schaute ihn daher nur fragend an.

Er verstand und erklärte: »Wofür sollte ich mich anerkennen? Ich erledige meine Arbeit und werde dafür bezahlt. Ich bin deshalb nicht mehr oder weniger wert als andere.«

Spannend, dass er von Anerkennung auf Wertvergleiche kam.

»Wann wären Sie denn mehr oder weniger wert als andere?«, fragte ich naiv.

»Na ja, mehr wert bin ich ja so auf jeden Fall niemals«, sagte er auf seine Prothese zeigend.

Okay, klar. Die Behindertenkarte. Wir kannten uns jetzt schon eine Weile und die Karte zog er gerne, wenn er vom eigentlichen Thema ablenken wollte.

Er ist verdammt gut im Ablenken und Ausweichen. Er muss ein ziemlich guter Jurist sein, dachte ich.

Es gibt in unserer Mehrheitsgesellschaft zwei häufige ableistische, also diskriminierende Arten, wie Menschen ohne Behinderungen auf Menschen mit Behinderungen reagieren (wenn sie damit konfrontiert werden und sie nicht mehr einfach ignorieren können):

1. *Mitleid und Betroffenheit:* wird gerne mit einem traurigen und betroffenen Blick in Richtung der eingeschränkten Körperregion ausgedrückt und verstärkt mit Sätzen wie: »Das tut mir aber furchtbar leid« und »Das muss unheimlich schwer für Sie sein.«
2. *Zum Ritter schlagen:* wird mit einer übertriebenen Bewunderung für die »Stärke« und den »Mut, weiterzumachen« ausgedrückt und mit Sätzen wie »Wow, ich weiß nicht, wie du das alles trotz der Behinderung schaffst! Also, ich würde das nicht schaffen!« und »Toll, wie lebensfroh und stark du *trotzdem* sein kannst!« verstärkt.

Vermutlich hat Herr M. auf eine der beiden ableistischen Reaktionen gewettet. In einer späteren Sitzung haben wir übrigens genau über diese Situation gesprochen und Herr M. erklärte mir lachend, dass er tatsächlich mit einer der beiden Reaktionen rechnete. Da ich aber beide Versionen absurd fand und sie eindeutig ableistisch sind, entschloss ich mich für eine andere: direkte Konfrontation. Ich hatte den Eindruck, dass er das gut aushalten würde, und täuschte mich dabei glücklicherweise nicht.

»Verstehe, Sie haben also eine Behinderung. Deshalb sind Sie in Ihrer Wahrnehmung weniger wert, und da sich an der Behinderung nun nichts ändern lässt, werden Sie also ewig ›wertloser als Andere‹ bleiben müssen. Ganz schön triste Aussichten. Können wir vielleicht den Wert Ihrer Person mal kurz von Ihrer Behinderung trennen? Mich würde interessieren, was Sie – unabhängig von der Behinderung – ausmacht?«

Er schien verblüfft, schmunzelte dabei aber. Er war jetzt aufmerksamer. Er richtete sich auf, dachte kurz nach und antwortete zögernd: »Es ist halt komisch für mich, wenn ich so gelobt werde – von meinen Kollegen zum Beispiel. Ich kann es dann einfach nicht ernst nehmen, weil ich es nicht glaube.«

Dankbar für die ehrliche Antwort fragte ich: »Was glauben Sie denn über sich?«

»Dass einer der anderen Kollegen sicher ein besserer Partner für die Kanzlei wäre«, sagte er rasch.

»Okay, das *glauben* Sie jetzt. Aber *stimmt* das auch? Wenn Sie Beweise für und gegen diese Aussage sammeln müssten, zu welchem Entschluss würden Sie dann kommen?«, fragte ich.

Er musste nicht lange nachdenken. Er senkte seinen Blick ganz leicht, verdrehte leicht die Augen, als er sagte: »Nein, das stimmt nicht.«

»Warum nicht?«, hakte ich nach.

»Ich mache meinen Job schon sehr gut und bin auch einer der erfahrensten Kollegen«, erwiderte er nüchtern.

»Und dennoch hält Sie etwas auf, Partner zu werden«, stellte ich fest. »Gehen wir einfach mal davon aus, dass Sie heute Partner geworden sind. Was sind die nächsten Schritte, die Sie tun müssen? Was genau verändert sich jetzt in Ihrem Leben?«

Er dachte nach. Eine gefühlte Ewigkeit. Ich störte ihn nicht dabei und wartete ab. Er war sich anscheinend unschlüssig darüber, ob oder wie er das Folgende sagen sollte. »Ich müsste es meinen Eltern erzählen.«

»Was würde dann passieren?«, fragte ich rasch.

»Ehrlich gesagt habe ich ihnen von dem Angebot schon erzählt. Sie reagierten nicht besonders darauf. Fragten mich nur, ob mir das nicht zu viel werden würde, und rieten von zu viel Stress eher ab«, antwortete Herr M. kühl. Es sollte den Eindruck machen, als hätte ihn das nicht getroffen. Ein Anzeichen dafür, dass es ihn besonders getroffen haben muss (verständlicherweise!), aber auch dafür, dass er diese Art von Reaktion von seinen Eltern schon kannte. Er war enttäuscht, aber nicht überrascht.

»Scheint, als wollten Ihre Eltern Sie vor Überforderungen schützen«, sagte ich provokant und wohl wissend, dass es hier ganz sicher nicht um Schutz ging.

Es funktionierte. Er richtete sich auf, seine Gesichtszüge wurden härter.

»Schützen?! Pah! Das ich nicht lache!«, schrie er fast schon. »Sie wollen mich kleinhalten! Immer schön klein und ruhig, damit ich ihren Lieblingssohn bloß nicht übertreffe! Was ich eigentlich schon längst getan habe, denn mein Bruder ist ein verdammter Versager! Und ich bin es nicht! Aber das wird natürlich ignoriert. Alle meine Erfolge werden ignoriert und jeder Kleinscheiß von meinem Bruder wird gefeiert. Ich habe mir trotz Handicap den Buckel rund gearbeitet und war mir für nichts zu schade. Ich habe mir alles hart erkämpft und habe diese verdammte Beförderung verdient! Also,

NEIN, meine Eltern schützen mich nicht, sie behindern mich absichtlich! Ich scheiße auf mein Bein. Meine Eltern sind meine eigentliche Behinderung!« Ich spürte eine große Traurigkeit in seiner Wut.

Ich war dankbar für diesen Gefühlsausbruch (ich hatte ihn ja schließlich provoziert), denn er enthielt so viele wichtige Informationen. Herr M. kam endlich in die Emotion. Er konnte sie zulassen und erfahren, dass es in Ordnung ist, sie zu zeigen.

Seine Eltern sah er als *Behinderung*, das war spannend.

»Sie sagten mal, dass Ihr Handicap, also die körperliche Behinderung, Sie nicht aufgehalten hätte, Ihre Ziele zu erreichen. Ihre andere ›Behinderung‹, Ihre Eltern, kann das scheinbar aber schon. Wie kommt das?«

»Sie geben mir einfach immer das Gefühl, weniger wert zu sein als mein Bruder. Ich dachte, wenn ich nur immer mehr erreiche, ändert sich das. Aber das tut es einfach nicht und ich kann nicht mehr.« Er sackte leicht zusammen. Aus Wut wurde nun pure Traurigkeit. *Klar, dass man da ausgebrannt ist,* dachte ich mit Blick auf den Überweisungsschein vom Hausarzt. Die Stimmung im Raum war plötzlich so gedrückt, dass ich mich fast hätte anstecken lassen. Ich sammelte mich innerlich. Okay. *Worum geht's hier wirklich?*

Ein Gedanke schoss mir durch den Kopf. In seinem Familiensystem hängt der Wert der einzelnen Personen von anderen Familienmitgliedern (und deren Erfolg) ab. Also kann Herr M. in diesem System nicht für sich allein wertvoll sein. Und auch sein Bruder kann nicht für sich allein wertvoll sein. Der Wert seines Bruders hängt davon ab, wie erfolgreich oder erfolglos Herr M. ist. Wenn Herr M. offensichtlich erfolgreicher ist, wird er zur Gefahr für seinen Bruder. Deshalb muss der Erfolg von Herrn M. blockiert oder ignoriert werden. Die Eltern haben, warum auch immer, ein Interesse daran, den Bruder von Herrn M. erfolgreicher und wertvoller zu bewerten. Das heißt, auch für sie ist der Erfolg von Herrn M. eine Gefahr.

Wir reflektierten das Familiensystem in mehreren Sitzungen ausführlich. Wirklich spannend allerdings war die spezifische Rolle von Herrn M. in diesem System. Schnell könnte man hier zu dem Entschluss kommen, dass Herr M. die Annahme gelernt hat, dass er weniger wert sei als sein Bruder und dies letztendlich der Glaubenssatz ist, den wir suchten (»Ich bin wertlos«). Ich konnte und wollte mich aber damit nicht zufriedengeben. Ich spürte, dass das nicht ganz passte. Eine Feinheit fehlte.

»Ich kann einfach nicht anders denken«, sagte er einmal in einer Sitzung. Ich dachte darüber lange nach. *Was soll das heißen, »Ich kann nicht anders«? Hat er denn keine Wahl?*

Und da war es: *Er hat keine Wahl. Er muss.*

Herr M.s leitender und absolut hinderlicher Glaubenssatz war also nicht »Ich bin wertlos« oder »Ich bin wertloser als mein Bruder«, sondern »Ich muss wertlos sein« bzw. »Ich *muss* wertloser als mein Bruder sein«.

Seine Rolle im Familiensystem war also die Aufrechterhaltung des Werts seines Bruders. Sprich: Sein Job war, seinen Bruder wertvoll zu machen. Und wenn er erfolgreicher wurde als er, wurde der Bruder automatisch wertloser.

Mit seinen beruflichen Erfolgen und seinen stabilen Verhältnissen im Leben war er eine Gefahr für das Familiensystem seiner Eltern. Die Geschichte und damit sein Auftrag war also: »Sei wertloser als dein Bruder und mach ihn damit wertvoll.« Diese Geschichte fing mit seiner Geburt als jüngstes und letztes Familienmitglied an und nahm seinen Höhepunkt, als er im Alter von sechs Jahren Opfer eines Unfalls wurde. Mit seiner Behinderung war er in den Augen seiner Eltern auch nach außen hin deutlich »wertloser« als sein Bruder. Das war stimmig. Erst als er im schulischen und später beruflichen Bereich sichtbaren Erfolg erzielte (womit offensichtlich niemand gerechnet hatte), begannen die Probleme im Familiensystem.

Auch Herrn M. bereitete sein immer sichtbar werdender Erfolg innerliche Probleme. Er fühlte sich durch den »Auftrag«, den er nun einmal hatte, unbewusst verantwortlich für seinen Bruder und fühlte sich dementsprechend immer schuldig, wenn er Erfolg hatte. Genießen konnte er Erfolge nie und teilweise sabotierte er diese sogar (unbewusst) selbst. In diesem Fall durch Überforderungen bis zum Burn-out und dem Versuch, die Beförderung zu »verhindern«.

Herr M. durfte sich an diesem Punkt einige Fragen zur Selbstreflexion stellen:

- Bin ich wirklich für den Wert, das Glück, den Erfolg einer anderen Person verantwortlich?
- Habe ich diese Verantwortung selbst, bewusst und aus freien Stücken heraus übernommen?
- Falls ja: War ich schon alt genug und mündig, eine derartige Entscheidung zu treffen?

Die Frage nach der Verantwortung ist so gut wie immer Thema, wenn es um derartige familiäre Verstrickungen geht. Wenn wir die Verantwortung für eine andere Person übernehmen, bedeutet das meistens, dass wir dieser Person in irgendeiner Sache überlegen sind. Denn wir *helfen* und der anderen Person *wird geholfen*. Sie ist in dem Moment bedürftiger, vielleicht sogar abhängig von unserer Hilfe. Zumindest nehmen wir das automatisch an. Wir geben, sie nimmt. Wir sind damit *groß* und die andere Person *klein*.

Zwischen *helfen* und *Verantwortung übernehmen* ist oft nur ein schmaler Grat, den wir manchmal unwissentlich überschreiten. Wenn wir glauben, wir seien für das Wohlergehen anderer verantwortlich, gehen wir gleichzeitig davon aus, dass diese Person nicht allein für ihr Wohlergehen sorgen kann. Natürlich ist es hier wichtig zu überprüfen, ob das wirklich stimmt. Denn wir könnten unser Gegenüber mit einem vermeintlichen Akt der Freundlichkeit entmündigen.

Menschen helfen: *ja*.

Die Verantwortung für andere Menschen übernehmen und sie damit entmündigen und kleiner machen, als sie sind: nein.

Wenn Letzteres geschieht, kann Hilfe und Unterstützung übergriffig werden und zu Abhängigkeit führen.

Herr M. erkannte schnell, dass sein Bruder sehr wohl in der Lage war, für sein eigenes Wohlergehen zu sorgen, und konnte die Verantwortung innerlich immer mehr abgeben. Er verstand auch, dass es nicht darum ging, mehr oder weniger wert zu sein, und konnte mit der Zeit durch das Aufhören des Vergleichens auch aufhören, die Bestätigung seiner Eltern zu suchen. Menschen sind nicht mehr oder weniger wert. Es gibt kein Höher, Weiter, Schneller und Besser beim Wert eines Menschen. Es gibt Menschen, die unter ihrer eigenen Würde und ihrem Wert handeln. Aber es gibt keine wertlosen Menschen.

Menschen sind wertvoll. *Punkt.*

Herr M.s Eltern hielten am bekannten Familiensystem fest und versuchten auch immer wieder, ihn mit hineinzuziehen. Herr M. distanzierte sich aber immer weiter von seiner Familie. Eine Wiedereingliederung in das bestehende Familiensystem war für ihn keine Option, da er die ihm vorgegebene Rolle nicht mehr übernehmen wollte. Also hielt er Abstand und grenzte sich emotional von seiner Familie ab. Ganz bewusst. Ganz absichtlich und ohne Zwang. Er *musste* nichts mehr. Er wählte jetzt, was er *wollte*.

Ich muss dazu sagen, dass eine Distanzierung von einem dysfunktionalen Familiensystem nicht so einfach ist, wie es klingt.

Das System versucht in der Regel alles, um jede Bedrohung des Systems zu verhindern. Wenn jemand wie Herr M. sich dafür entscheidet, sich abzugrenzen und seinen Wert als Mensch, sein Leben und alles, was dazu gehört, von der eigenen Familie, so gut es geht, zu trennen, dann ist er dem System nicht mehr dienlich. Er erfüllt seine Aufgabe dort nicht mehr und bedroht damit das gesamte Familiensystem, wenn sich nicht schnell ein Ersatz findet oder das System sich anders zurechtfindet.

Natürlich gibt es auch die Möglichkeit, gemeinsam an der Gesundung des Familiensystems zu arbeiten. Das setzt aber die Einsicht und Veränderungsbereitschaft aller Familienmitglieder voraus.

Zu reflektieren, welche Rolle wir in unserem eigenen Familiensystem haben beziehungsweise welche unausgesprochene Aufgabe mit dieser Rolle verbunden ist, ist hilfreich, um mögliche familiäre Verstrickungen zu erkennen und sich dann gegebenenfalls von ihnen lösen zu können. Auch unter Geschwistern gibt es beispielsweise verschiedene Rollen, die ausgefüllt werden. In dysfunktionalen Familien besteht oft ein ungleiches Verhältnis zwischen den Eltern und den einzelnen Geschwistern. So kann es sein, dass ein Kind besonders viel Aufmerksamkeit, Anerkennung und Zuwendung erhält, während das andere abgewertet und erniedrigt wird.

Dargestellt wird das beispielsweise in dem bekannten Märchen *Frau Holle* der Brüder Grimm. Während der Goldmarie viele »positive« Eigenschaften wie Fleiß, Geduld, Gehorsamkeit und Fürsorge zugeschrieben werden und sie sich auch dementsprechend verhält, werden ihrer Schwester, der Pechmarie, »negative« Eigenschaften wie Faulheit, Ungeduld, Renitenz und Egoismus zugeschrieben. Und auch sie verhält sich dementsprechend. Es stellt sich hier natürlich die Frage nach der Henne und dem Ei. Was war zuerst da: das renitente Verhalten der Pechmarie oder die Zuschreibung durch die Erwachsenen? Musste sie sich so verhalten, weil es ihre Rolle wurde?

Und auch wenn es für viele oft so erscheint, dass »das goldene Kind« das Gewinner-Los erwischt hat, ist das nicht ganz richtig. Es ist ebenso ein Gefängnis, es schaut von außen nur schöner aus. Auch Goldmarie wird in die Rolle des braven, gehorsamen und erfolgreichen Mädchens gezwungen. Auch sie könnte den Wunsch nach Rebellion, Ausbruch und Widerstand haben, darf ihn aber aufgrund ihrer Rolle nicht ausleben.

Eine Rolle, die ich oft in der Praxis erlebe, ist die des Vermittlers beziehungsweise der Vermittlerin. Die Rolle wird eingenommen, wenn ein Kind nicht in der Rolle des Kindes bleiben darf, sondern als Vermittler:in oder Mediator:in zwischen den Eltern fungieren muss. Wenn sich die Eltern beispielsweise streiten, wird der Streit vor dem Kind ausgetragen und es wird inhaltlich miteinbezogen. Oder es wird nach einem Streit von einem Elternteil als »Freund:in« genutzt, bei dem oder der das Elternteil sich detailliert über ihre oder seine Sorgen auslässt.

Was lernen diese Kinder? Was macht das mit den Annahmen, die sie über sich selbst, über andere Menschen und über die Welt entwickeln? Welche Glaubenssätze entstehen und verfestigen sich durch diese Erfahrungen?

Pechmarie wird gelernt haben, dass sie minderwertig, abstoßend, unfähig und ungeliebt ist. Dass sie den Erwartungen anderer Menschen nie genügen wird und dass die Welt ein Ort ist, an dem sie unerwünscht ist.

Goldmarie wurde möglicherweise vermittelt, dass sie besonders viel leisten muss, um anerkannt oder geliebt zu werden, dass ihr Wert davon abhängt, ob sie die Erwartungen anderer Menschen erfüllt, und dass man Autoritätspersonen nicht widersprechen darf.

Sie wird gelernt haben, dass die Welt voll mit Arbeit ist und dass sie – egal wie sehr sie sich anstrengt – nie fertig sein wird.

Das vermittelnde Kind wird gelernt haben, dass die eigenen Bedürfnisse unwichtig sind und dass es im Grunde unsichtbar ist. Dass es sich mit den Bedürfnissen und dem Wohlergehen anderer Menschen befassen muss, um einen Wert zu haben und gesehen zu werden. Dieses Kind wird verinnerlicht haben, dass andere Menschen wichtiger sind als es selbst und dass die Welt ein instabiler Ort voller Probleme ist, für die es sich verantwortlich fühlen muss.

Die Frage, die sich nun stellt, ist: Wer wäre dieses Kind ohne diese Annahmen? Wie wir nun wissen, haben wir diese Annahmen übernommen und können sie wieder verlernen, wenn wir uns diese bewusst gemacht haben.

Wer also wäre »Marie« ohne die Zuschreibung »Pech-«?

Wer wäre »Marie« ohne die Zuschreibung »Gold-«?

Auch die Interaktion der Rollen untereinander ist wichtig, vor allem, wenn wir auf Geschwisterkonstellationen schauen. Gäbe es eine Goldmarie ohne eine Pechmarie – und umgekehrt? Wer ist Goldmarie ohne Pechmarie? Wer ist Pechmarie ohne eine Goldmarie?

Vermutlich wünscht sich jede der beiden die Rolle der anderen. Die eine, um endlich auch anerkannt zu werden, und die andere, um endlich mal ausbrechen und Fehler machen zu können. Um nicht perfekt sein zu müssen und leben zu können.

Beiden wurden bestimmte Annahmen zugeschrieben, beide leben diese Annahmen. Wie kommen sie da wieder raus? Einfach das Gegenteil von dem tun, was ihnen zugeschrieben wurde?

Das kann kurzfristig entlastend sein, aber ist deshalb langfristig nicht sinnvoll, da es ein Vermeidungsziel ist.

Also: Ich möchte nicht mehr so sein, daher tue ich nun das Gegenteil dessen.

Der Mensch fragt sich also nur: Wie will ich *nicht* sein? Was muss ich tun, um nicht mehr so zu sein?

Und er tut das Gegenteil. Das heißt, ein Zustand, der unerwünscht ist, wird identifiziert und dann vermieden.

Dann weiß ich zwar, was ich nicht mehr will. Aber ich habe trotzdem immer noch keine Ahnung davon, was ich eigentlich will.

- Wer will ich sein?
- Was will ich über mich glauben?
- Was davon will ich leben?

Das wäre ein Annäherungsziel. Ein Hin-Zu.

Wenn wir zurück an die Geschichte von Herrn M. denken, dann wäre hier das Annäherungsziel, sich selbst als wertvollen Menschen zu sehen, ohne dass der Wert in Abhängigkeit zu einem anderen Menschen oder einer Tätigkeit gesehen wird. Weder in die Rolle einer Gold- noch in die Rolle einer Pechmarie zu verfallen. Sich auch nicht bis zur Unsichtbarkeit zurückzunehmen, sondern sich als wertvoll wahrzunehmen ohne Bedingungen.

»Ich bin wertvoll.« Ohne Wenn und Aber. Ohne »erst wenn« oder »im Vergleich zu«. Einfach wertvoll.

Ich bin ein wertvoller Mensch. Jetzt schon. Und war es auch schon immer.

So nett das auch klingt, sich selbst davon zu überzeugen klappt nicht so einfach.

Natürlich glaubt Herr M. diesen Satz nicht einfach, nur weil er ihn ausspricht. Seine verfestigten Annahmen und Glaubenssätze hindern ihn daran. Seine Glaubenssätze haben eine Funktion. Daher sind sie entstanden. Aber warum bleiben sie? Was erhält sie heute noch aufrecht?

Das ist die nächste Frage, die wir uns auch im Zusammenhang mit unseren eigenen Glaubenssätzen stellen können. Warum gehen sie nicht weg, wenn sie ihre Funktion erfüllt haben? Herr M. ist ein erwachsener, mündiger und intelligenter Mann und könnte heute selbst entscheiden, ob er sich als wertvoll betrachtet oder nicht.

Aber warum tut er das nicht?

Warum ist sein Wert immer noch gekoppelt an das, was sein Familiensystem von ihm erwartet?

Nun, zum einen sind wir soziale Wesen, die das Gefühl von Zugehörigkeit und Zusammenhalt anstreben. Das Bedürfnis nach Bindung und Nähe ist uns in die Wiege gelegt worden. Wir brauchen einander, um zu überleben. Ein Säugling ist nach seiner Geburt davon abhängig, dass Menschen sich um ihn kümmern. Sonst stirbt er. Evolutionsbiologisch ist Bindung also überlebensnotwendig. Diese Prägung verlieren wir nicht einfach über die Zeit. Mit unseren zentralen Bindungspersonen (meistens den Eltern) machen wir unsere ersten Bindungserfahrungen, die uns dadurch grundlegend prägen. Welches Bindungsangebot erhielt Herr M. von seinen Eltern?

Herr M. sagte dazu einmal, dass er kein echtes Bindungsangebot an ihn gerichtet wahrgenommen hat. »Ich hatte das Gefühl, es ging sowieso nie um mich. Ich hätte ebenso gut unsichtbar sein können. Das Einzige, womit ich anscheinend dienen konnte, war, schlechter als mein Bruder dazustehen. Der Sündenbock zu sein. Der Behinderte, der neben dem tollen Sohn herumhumpelt. Bei mir konnten sie alle ihren ganzen Frust abladen, während mein Bruder für jede Kleinigkeit gefeiert wurde.«

Also war das Bindungsangebot, das er erhalten hatte, an Bedingungen geknüpft. *Wenn du als Sündenbock herhältst, bist du willkommen.* Er sollte schwach wirken, damit sein Bruder umso stärker wirken konnte. Er sollte erfolglos wirken, damit sein Bruder umso erfolgreicher wirken konnte.

Seine erste und wichtigste Bindungserfahrung war also nicht bedingungslos. Er hatte einen Zweck zu erfüllen, ansonsten war die Bindung in Gefahr. Und da wir Menschen natürlicherweise Zugehörigkeit und Bindung anstreben, hatte Herr M. als Kind keine Wahl: Er musste dieses fatale Bindungsangebot annehmen.

Als Erwachsener konnte Herr M. sich im beruflichen wie privaten Bereich weiterentwickeln und sich als wertvoll erleben. Er hatte sich aber zunächst noch nicht von seinem Familiensystem abgegrenzt, in welchem seine hinderlichen Glaubenssätze entstanden waren und welches diese rigide aufrechterhalten wollte. Er konnte seine früh vermittelten Glaubenssätze für sich löschen oder verändern, aber solange er aktiv in sein Familiensystem involviert war, wurde dort auf die Erfüllung seiner ursprünglichen Rolle bestanden.

Andere Gründe für die Aufrechterhaltung der Glaubenssätze können auch tief verinnerlichte Ängste und Zweifel sein. Angst vor Zurückweisung beispielsweise. Angst vor sozialem Ausschluss oder Angst vor Kontrollverlust. Hilfreiche Fragen, um die eigenen aufrechterhaltenden Faktoren zu finden, sind:

- Welches Gefühl löst dieser Glaubenssatz in mir aus?
- Was bedeutet es für mich, wenn ich diese Annahme nicht mehr glaube?
- Was fühle und denke ich, wenn ich den Glaubenssatz umdrehe (das Gegenteil dessen behaupte)?
- Wie würde ein Leben ohne diesen Glaubenssatz aussehen? Was wäre anders? Wie fühlt sich diese Vorstellung an?

Sich diese Fragen zu stellen, kann mitunter herausfordernde Gefühle in uns auslösen. Das ist aber nicht weiter schlimm, denn jedes Gefühl hat seine Berechtigung, seine Funktion und ist willkommen. Es wird angenommen und kann dann wieder vorüberziehen. Gefühle sind hierbei wichtige Botschafter für uns: Sie liefern uns Hinweise auf Dinge, die wir mit dem Verstand aktuell noch nicht erfassen können.

Das Hinterfragen erfordert auch die Auseinandersetzung mit unbequemen Themen. Identifizieren wir also zunächst unsere Annahmen und die dahinter liegenden, hinderlichen Glaubenssätze. Wir überprüfen ihre Funktion und schauen uns genau an, was sie aufrechterhält.

Oft wird bei der Arbeit mit Glaubenssätzen nur gefragt, warum sie da sind und wie sie entstanden sind. Das ist natürlich wichtig, aber viel zu selten stellen wir die Frage: *Warum bleiben sie?*

Gut genug sein
Glaubenssätze und Selbstwert

»Es ist einfach niemals gut genug. Egal was ich mache. Egal wie sehr ich mich anstrenge. Es ist immer zu wenig«, sagte Frau J. mit gesenktem Blick.

»Wer sagt, dass es zu wenig ist? Wer beurteilt das?«, fragte ich.

»Ich selbst. Aber auch alle um mich herum. Jeder kritische Blick aus meinem Umfeld. Jede noch so nett gemeinte Kritik und jeder Verbesserungsvorschlag an meiner Arbeit. Jede Bewertung meines Aussehens. Alles. Für mich ist alles Kritik. Sogar Komplimente. Ich kann sie einfach nicht glauben. Ich denke dann, das sagen sie nur, um irgendwas Nettes sagen zu können. Weil da eigentlich nichts Nettes ist, was man über mich sagen könnte.« Sie seufzte.

»Deshalb müssen Sie sich besonders anstrengen? Deshalb erbringen Sie übermäßig viel Leistung? Ist das Ihr Antrieb?«, fragte ich.

»Ja. Ich muss. Wenn ich weniger tun würde, würde mich das vernichten. Dann wäre jede Kritik wirklich wahr. So habe ich immer noch einen Hinterausgang. Ich habe Erfolge, schwarz auf weiß: Abschlüsse, Bestnoten, Beförderungen, Empfehlungen. Das ist mein Schutzschild. Wenn alle Stricke reißen, kann ich darauf verweisen. Das kann mir keiner nehmen.«

»Aber alles, was da schwarz auf weiß auf Papier steht, glauben Sie trotzdem nicht?«

»Nein. Nicht wirklich. Also, ich weiß, dass ich das alles geschafft habe, und ich weiß, dass ich noch mehr Ziele erreichen werde. Aber … ich weiß nicht.«

»Aber?«

»Aber es liegt nicht an mir«, ergänzte sie.

»An wem dann?«, wollte ich wissen.

»An Umständen, am Schicksal, an Glück. Keine Ahnung. Ich hatte da auch wirklich immer viel Glück.«

»Und wenn Sie mal etwas nicht geschafft haben? Also einen Misserfolg hatten? Woran lag es dann?«

Sie lächelte schief und sagte: »An mir. Nur an mir.«

»Also, für die Erfolge ist Glück, das Schicksal oder die Umstände verantwortlich. Aber für die Misserfolge sind Sie allein verantwortlich?«

»Ja. Keine guten Voraussetzungen, um jemals zufrieden mit sich zu sein, stimmt's?«, sagte sie – wieder leicht lächelnd.

In der Psychologie nennen wir das Attributionsstile. Es gibt verschiedene Möglichkeiten, mit Erfolgen und Misserfolgen umzugehen, und es hat immer etwas damit zu tun, wie wir Erfolge und Misserfolge attribuieren. Also wem oder was wir unsere Erfolge und Misserfolge zuschreiben. War es Glück? Oder das Schicksal? Vielleicht Gott oder einfach nur Pech? Oder bin ich es selbst, die oder der für die Erfolge oder Misserfolge gesorgt hat?

Frau J. war eine Frau Mitte dreißig und hatte für ihr Alter schon eine bemerkenswerte Karriere hingelegt. Sie wurde von allen Kolleg:innen und Vorgesetzten ausnahmslos geschätzt. Sie wurde mehrfach ausgezeichnet und viele Unternehmen versuchten, sie abzuwerben. Das lag natürlich auch an ihrem starken Leistungsmotiv.

»Ich muss dann einfach immer mehr und immer mehr machen. Immer weiter, höher, schneller. Das Erreichen eines Ziels kann ich kaum genießen. Ich frage mich sofort: *Was kommt als Nächstes?*«, sagte sie einmal.

Ihre Erfolge schreibt sie dabei vor allem glücklichen Umständen und dem Schicksal zu. *Soll anscheinend so sein.*

Das heißt, sie attribuiert extern. Schicksal, Gott, Glück, Pech, Umstände sind alles externe Faktoren. Sie liegen außerhalb der Kontrolle einer Person. Wir können sie nicht beeinflussen, während sie einen Einfluss auf uns haben können. Wir sind also abhängig von der Gunst dieser externen Faktoren.

Wenn Erfolge extern attribuiert werden, heißt das, dass die Person selbst keinen bedeutenden Einfluss auf diesen Erfolg hatte. Er ist ihr quasi zugefallen. Frau J. empfindet es also so, dass sie nichts für ihren Erfolg kann. Daher kann sie auch nicht stolz auf sich selbst sein. Sie kann die eigenen Erfolge nicht anerkennen und feiern. Während Außenstehende sie für ihre Erfolge bewundern, befindet sie sich in einem Hamsterrad und läuft einfach immer weiter.

Scheitert sie aber einmal, dann attribuiert sie interessanterweise nicht extern. Sie schreibt den Misserfolg nicht dem Pech, dem Schicksal oder einer höheren Instanz zu, die es so wollte. Sondern sie schreibt die Misserfolge sich selbst zu. Sie übernimmt die Verantwortung, fühlt sich schuldig deswegen und erbringt dann noch mehr Leistung, um ihren »Fehler« wiedergutzumachen.

Extern zu attribuieren, also Geschehnisse äußeren Faktoren zuzuschreiben, kann natürlich sehr hilfreich und entlastend sein. Gerade wenn Menschen besonders schwere Belastungen erleben wie den Tod eines nahen Angehörigen oder eines Kindes, können Attributionen wie »Gott hat seinen Engel zurückgerufen« oder »Er oder sie ist jetzt an einem besseren Ort« sehr entlastend sein. Besonders schwere Ereignisse nennen wir daher auch schon im Volksmund »Schicksalsschlag«. Also eine externe Attribution. Wir gehen sofort davon aus, dass so etwas Schreckliches nichts mit uns Menschen zu tun haben kann und wir dafür nicht verantwortlich sein können. Das Schicksal hat zugeschlagen. Das ist deutlich entlastender als eine interne Attribution, die so aussehen könnte: »Ich bin für den Tod meines Kindes verantwortlich« oder »Ich hätte den Tod meines

Vaters verhindern können«. Wir schreiben uns dabei die Verantwortung für dieses Ereignis zu und leiden dementsprechend darunter.

Im alltäglichen Leben allerdings ist ein flexibler Attributionsstil vorteilhaft. Es muss nicht alles an mir und innerhalb meiner Verantwortung liegen, aber ich bin auch keiner äußeren Instanz hilflos ausgeliefert. Wir steigen damit aus dem Schwarz-Weiß-Denken aus und betrachten die Dinge in all ihrer Buntheit.

Frau J. allerdings hat einen besonders herausfordernden Attributionsstil. Alles, was gut läuft, liegt niemals an ihr, sondern war einfach nur Glück. Und alles, was schlecht läuft, liegt an ihr. Sie ist verantwortlich und schuld.

»Wenn man so attribuiert, kann man ja eigentlich am Ende nur versagen, oder?«, fragte ich provokant.

»Ja. Das stimmt. Ich kann nie erfolgreich sein, weil es ja nie an *mir* liegt. Ich kann aber ständig versagen, weil es ja immer meine Schuld ist«, erkannte sie.

»Woher kommen diese Annahmen?«, fragte ich weiter.

Frau J. war bereits so reflektiert, dass ich mir ziemlich sicher war, dass sie die Antwort schon kannte.

»Ich weiß genau, woher. Von meinem Vater«, sagte sie und ihre Schultern senkten sich leicht dabei.

»Was hat er Ihnen vermittelt und wie hat er das getan?«, wollte ich wissen.

»Dass das, was ich mache, nie gut genug ist. Dass meine Leistung immer zu wenig ist. Dass ich mehr kann als das. Dass ich nicht gut genug bin.« Sie sank noch ein Stück tiefer in den Sessel. Ich beobachtete, wie sie immer kleiner wurde, während sie von ihrem Vater sprach.

»Er hat das gar nicht böse gemeint, das weiß ich. Er wollte mich motivieren. Er sah Potenzial in mir und wusste, dass ich noch mehr schaffen kann. Er wollte das Maximum aus mir rausholen.«

»Aber es war nie genug?«, fragte ich.

»Nie. Es gab nie ein Ende. Ich weiß bis heute nicht, wo dieses Maximum ist und was ich noch alles tun muss, um dahin zu kommen. Er hat mir nie gezeigt, dass er stolz auf mich ist.«

»Nur damit ich mir die Kommunikation vorstellen kann: Wie hat er reagiert, als Sie die Beförderung erhielten?«

»Er sagte: *Super. Aber da geht noch mehr.* Und das ärgert mich so. Klar geht da noch mehr! Aber wie viel denn noch? Wann ist es genug? Wann bin ich genug?« Jetzt war sie ganz klein.

Das ist die Frage, die sich die meisten Menschen mit diesem Glaubenssatz »Ich bin nicht gut genug« stellen. Und die Frage ist berechtigt. Sie sollte beantwortet werden und das Ziel sollte definiert werden. Denn dann erhalten wir ein erreichbares und messbares Ziel und keine diffuse Messlatte, die immer höher gesetzt wird, wenn ein Ziel erreicht wurde. Frau J. könnte jetzt ein Ziel für sich definieren. Sie könnte beispielsweise sagen, dass sie nach der zweiten Beförderung, auf die sie gerade hinarbeitet, gut genug ist. Sie könnte ihren Wert aber auch unabhängig von ihren Leistungen definieren, wozu ich definitiv raten würde.

Stellen wir uns unseren Selbstwert mal wie ein Haus vor, das verschiedene Pfeiler hat, auf denen es steht. Das Selbstwerthaus von Frau J. steht auf zwei Pfeilern: »Leistung/Erfolg« und »Anerkennung durch Vater«. Und die beiden Pfeiler beeinflussen sich auch noch gegenseitig.

Problematisch an diesen Pfeilern ist auch, dass sie beide von äußeren Umständen abhängen: von beruflichen Umständen und von der Gunst des Vaters. Ihren eigenen Erfolg kann sie nur bedingt als Selbstwert stärkend empfinden, da er davon abhängt, ob ihr Vater ihn anerkennt. Das heißt, im Grunde hängt ihr gesamter Selbstwert von der Anerkennung ihres Vaters ab. Das ist bei einem starken Leistungsmotiv, wie Frau J. es hat, nicht selten so. Oft entsteht dieses Leistungsmotiv auch erst durch das leistungsfordernde Verhalten der Eltern oder wichtiger Bezugspersonen. Gesellschaftlich wird das weiter verstärkt, weil Leistung oft belohnt wird und »Tugenden« wie Fleiß und Tüchtigkeit sozial erwünscht sind. Fleißige Menschen werden bewundert und sind beliebt.

Aber was macht Frau J., wenn sie die Anerkennung ihres Vaters niemals erhält? Was macht das mit ihrem Selbstwert?

»Ich weiß nicht, was ich mache, wenn mein Vater eines Tages stirbt. Ganz ehrlich: Ich glaube, das verkrafte ich nicht. Nicht mal, weil ich ihn vermissen würde. Sondern weil ich weiß, dass es dann keine Hoffnung mehr für mich gibt. Ich wäre niemals genug. Und niemand könnte mir jemals das Gegenteil beweisen. Denn die einzige Person, die das könnte, wäre tot«, sagte sie schluchzend.

Was sie hier noch nicht bedacht hat, ist, dass ihr Vater schon jetzt nicht mehr verantwortlich für ihre Glaubenssätze und ihren Selbstwert ist. Er muss nicht mehr bestätigen, dass sie gut genug ist, damit sie es glauben kann. Sie ist diejenige, die das tun kann, denn sie ist für ihren Selbstwert verantwortlich. Sie ist für ihr Glaubenssystem und ihre Gedanken über sich selbst verantwortlich.

Sie wird allerdings nicht von einem Tag auf den anderen einfach glauben können, dass sie im Grunde gut genug ist und das auch schon immer war und dass weder ein Erfolg noch ein Misserfolg ihr das nehmen kann. Dass ihr Wert nicht von ihrer Leistung oder anderen äußeren Faktoren abhängt. Das geschieht nicht über Nacht und dafür gibt es leider auch keinen Zauberspruch.

Sie hat über dreißig Jahre ihres Lebens mit der Annahme über sich selbst gelebt, dass sie nicht gut genug sei und besonders viel leisten müsse, um ihre »Defizite« wiedergutzumachen. Das heißt aber nicht, dass sie diesem Glaubenssatz für immer hilflos ausgeliefert ist. Sie kann ihn reflektieren, hinterfragen und ersetzen. Allerdings ist auch das ein Training, was kontinuierlich durchgeführt werden muss. Alte Annahmen über uns selbst entwickeln wir unbewusst, unabsichtlich und oft aufgrund äußerer Umstände und Erfahrungen, die wir früh machen.

Neue Annahmen über uns selbst entwickeln wir bewusst, absichtlich und durch das Reflektieren der Erfahrungen, die wir heute machen.

Im Fall von Frau J. war zunächst wichtig, ihr Selbstwerthaus auf mehr Pfeiler als nur die Leistung und die Anerkennung dieser durch den Vater zu stellen. Es war also notwendig, neue Pfeiler zu entwickeln, die den Selbstwert stützen und stabilisieren können. Dabei ist es wichtig, dass diese Pfeiler nicht von außen beeinflussbar sein sollten und sich nicht auf vergängliche und damit leicht zerbrechliche Faktoren stützen. Denn dann bricht das Haus, und damit der Selbstwert, schnell ein. Um einen stabilen und langfristig überdauernden Selbstwert zu entwickeln, ist es wichtig, diesen auf Faktoren aufzubauen, die man selbst beeinflussen kann und die langfristig stabil sind.

Wenn man beispielsweise seinen Selbstwert durch eine Beziehung/Partnerschaft stabilisiert, kann sich das schnell in einen Destabilisierungselement verwandeln. Die Beziehung kann nämlich enden, die Partnerschaft kann eine Krise erleben, der Partner kann sich respektlos oder verletzend verhalten. Jede noch so kleine Unsicherheit innerhalb der Partnerschaft kann dann direkt den eigenen Selbstwert angreifen und das Selbstwerthaus zum Einstürzen bringen. Dabei gerät man in eine emotionale Abhängigkeit. Wenn der Partner für die Stabilisierung des Selbstwerts zuständig gemacht wird, hat dieser automatisch die Kontrolle über das eigene emotionale Befinden.

Frau J. machte nicht ihren Partner, sondern ihren Vater für ihren Selbstwert verantwortlich und übertrug ihm damit die Macht über ihr emotionales Befinden. Sie war abhängig davon, dass er sie anerkannte und lobte. Sie brauchte seine Bestätigung, um sich endlich gut genug zu fühlen. Es gibt aus dieser Abhängigkeit keinen anderen Ausweg, als in die Unabhängigkeit zu gehen. Und dieser führt über die Selbstverantwortung und eben darüber, seinen eigenen Wert nicht von anderen Menschen und externen Faktoren abhängig zu machen.

Der Selbstwert kann beispielsweise über *Selbstvertrauen*, also das Vertrauen in sich selbst, gestärkt werden. Das bedeutet, dass die eigenen Leistungen als positiv bewertet werden und als interne Fähigkeit betrachtet werden. Es ist nicht selbstverständlich, so viel zu leisten, sondern es zeigt, dass man lernwillig, lernfähig und ausdauernd ist. Das sind interne Fähigkeiten und Kompetenzen, die man besitzt. Die darf man anerkennen und positiv in den eigenen Selbstwert miteinbringen. Das stärkt wiederum die Selbstwirksamkeit, also die Überzeugung, dass man als Person etwas erreichen, schaffen und leisten kann. Dass man Hindernissen begegnen kann und notwendige Kompetenzen, um mit diesen Herausforderungen umzugehen, bereits hat oder erlernen kann. Dass man sich selbst als wirksam im eigenen Leben und auf der Welt sieht.

Außerdem ist die *Selbstakzeptanz* ein wichtiger Pfeiler für die Stabilisierung des eigenen Selbstwerts. Sich selbst so zu akzeptieren, wie man ist. Das bedeutet allerdings nicht, dass man sich nicht mehr verändern darf oder den Wunsch nach Veränderung nicht mehr haben darf. Es geht darum, den Istzustand zu akzeptieren und von da aus weiterzuarbeiten, wenn man das denn möchte.

Selbstakzeptanz umfasst, sich selbst wertzuschätzen, wohlwollend mit sich selbst umzugehen und zufrieden mit sich selbst zu sein. Aber auch die eigenen Schwächen wahrzunehmen und anzunehmen. Es entsteht ein realistisches Bild von sich selbst ohne Selbstabwertung oder überzogene Selbstüberhöhung.

- Wer bin ich?
- Was macht mich aus?
- Was gefällt mir an mir?
- Was sind meine Schwächen?

Selbstakzeptanz fordert also immer zunächst das Kennenlernen des eigenen Selbst, das Entwickeln eines realistischen Konzepts über sich selbst und die Akzeptanz dessen.

Sowohl die Selbstakzeptanz als auch das Selbstvertrauen befinden sich auf der intrapersonellen Dimension. Das bedeutet, dass sie auf die eigene Person bezogen sind.

Weitere den Selbstwert stabilisierende Faktoren, die interpersonell sind – also sich auf andere Personen beziehen –, sind die soziale Kompetenz und das soziale Netz.

Die *soziale Kompetenz* beschreibt, wie kontaktfähig sich eine Person erlebt:

- Wie gehe ich mit anderen Menschen um?
- Fühle ich mich schwierigen Situationen gewachsen?
- Erlebe ich den Austausch mit anderen Menschen als bereichernd und überwiegend positiv?
- Kann ich flexibel auf andere Menschen reagieren?

Wenn wir uns selbst als sozial kompetent wahrnehmen, kann das der Stabilisierung unserer Selbstwerts sehr dienlich sein. Allerdings ist auch der Umkehrschluss der Fall: Nicht wenige Menschen fühlen sich in sozialen Situationen sehr unsicher und haben daher das Gefühl, dass sie nicht selbstbewusst genug sind, was sie nur noch weiter verunsichert. Das Positive an diesem Pfeiler des Selbstwerts ist aber, dass er innerhalb unserer Kontrolle liegt. Wir können soziale Kompetenz aktiv trainieren. Das ermöglicht es uns, unsere soziale Kompetenz zu erhöhen und Unsicherheiten in sozialen Situationen zu reduzieren. Daher ist dieser Pfeiler für das Selbstwerthaus langfristig eine stabile Stütze, auch wenn sie hier und da etwas nachgebessert werden kann.

Ähnlich ist es auch bei dem letzten hier beschriebenen Pfeiler, der das Selbstwerthaus stabilisieren kann: das *soziale Netz*. Wie eingebunden fühlt man sich in positive soziale Beziehungen?

- Erlebe ich mich als wichtig für andere?
- Sind andere mir wichtig?
- Führe ich befriedigende Beziehungen?
- Habe ich stabile familiäre Beziehungen?
- Kann ich mich auf andere Menschen verlassen und sie sich auf mich?
- Bin ich eingebunden in ein soziales Netz, das mich unterstützt und im Zweifelsfall auffängt?

Auch dieser Pfeiler ist nicht statisch, sondern dynamisch. Denn soziale Beziehungen ändern sich im Laufe des Lebens. Alte Kontakte gehen und neue kommen hinzu. Einige Beziehungen zu Menschen erleben wir als herausfordernd und andere als große Ressource. Und das ist vollkommen in Ordnung. Wir lernen dadurch, flexibel auf unterschiedliche Menschen einzugehen, und stärken dadurch erneut unsere soziale Kompetenz. Wenn wir allerdings merken, dass wir überwiegend herausfordernde Beziehungen führen oder wenig unterstützende soziale Kontakte haben, können wir auch hier etwas daran ändern. Indem wir uns auf neue soziale Kontakte einlassen, neue Menschen kennenlernen und offen für neue Beziehungserfahrungen sind.

Der Aufbau von Selbstwert bedeutet also immer auch Selbstverantwortung. Das klingt zunächst nach viel Arbeit und vor allem nach Verlassen der Komfortzone. Aber es bedeutet auch Freiheit und Unabhängigkeit. Der eigene Selbstwert ist also auf eigenen Kompetenzen aufgebaut, denen man sich selbst bewusst ist und die man weiter ausbauen kann, ohne dass diese Kompetenzen abhängig von wenigen, anderen Menschen sind.

Sie sind abhängig von der Energie, die wir selbst bereit sind, zu investieren.

Denn Selbstverantwortung bedeutet auch, immer eine freie Wahl zu haben: Niemand muss an seinem oder ihrem Selbstwert »arbeiten«. Niemand ist gezwungen, sich ständig selbst zu reflektieren und die eigenen Glaubenssätze zu hinterfragen. Niemand ist gezwungen, in der eigenen Biografie zu wühlen und sich mit belastenden Erinnerungen auseinanderzusetzen. Jede:r darf das glauben, denken und leben, was er oder sie möchte. Mein Anliegen ist dabei nur, dass die Entscheidung, was man glaubt, lebt und denkt, bewusst getroffen wird. Denn das ist Freiheit.

Für Frau J. hieß das auch, aktiv zu hinterfragen, wer davon profitiert, wenn sie glaubt, dass sie nicht gut genug ist. In ihrem Fall war es ihr Vater, denn er konnte sie mit diesem Glaubenssatz steuern. Natürlich unbewusst. Ihrem Vater war selbst nie bewusst, welchen Einfluss er auf seine Tochter hatte. Er hielt sie für äußerst kompetent und erfolgreich, aber er sagte es ihr nie. Er gab ihr nie die Bestätigung. Was er wahrnahm, war seine erwachsene Tochter, die ihn mehrmals die Woche anrief und von ihrem Berufsleben erzählte. Für ihn war das eine sichere Bindung, die er genoss. Für sie war es ein ewiges Hoffen auf Erlösung.

Den eigenen Selbstwert zu stabilisieren, indem Pfeiler eingebaut werden, die die langfristige Stabilität sichern, war also unbedingt notwendig. Denn selbst wenn Frau J. den Pfeiler »Anerkennung durch den Vater« niemals aufgeben wird, so kann das Wegfallen eines Pfeilers zumindest ihren Selbstwert nicht mehr zum Einbruch bringen. Es wird vielleicht etwas ruckeln, aber es gibt genug andere Pfeiler, die das Haus fest und sicher stützen. Und von diesem sicheren Fundament aus kann sie sich auf die Suche nach einem selbst gewählten Glaubenssatz machen.

Niemand sein
Hinterfragen der Glaubenssätze

»Kühner als das Unbekannte zu erforschen, kann es sein, das Bekannte zu bezweifeln.«

Alexander von Humboldt zugeschrieben

Frau H. kam im Alter von siebenunddreißig Jahren in meine Praxis. Sie war verheiratet und Mutter von zwei Kindern. Frau H. wirkte unruhig, nervös und unsicher. Ich spürte sofort eine Art Ambivalenz, ein Ja und ein Nein. Es war unklar und verworren. Es schien, als wäre sie sich nicht ganz sicher, ob sie wirklich hier war, in dieser Praxis, auf diesem Sessel, und mir tatsächlich gegenübersaß. Aus meiner Tätigkeit in der psychiatrischen Klinik kannte ich dieses Verhalten nur von Menschen, die unter psychotischen Störungen litten. Schnell wurde jedoch klar, dass diese Frau weder wahnhaft noch psychotisch war. Aber sie war sich auch nicht mehr wirklich sicher, wer sie war.

Sie erzählte von ihrer Ehe und dem täglichen emotionalen Missbrauch, dem sie ausgesetzt war. Zu diesem Zeitpunkt war ihr noch nicht wirklich bewusst, dass ihre Erfahrungen als Missbrauch einzuordnen waren und als Gewalt galten. Es war einfach ihr alltägliches Leben. Ihr Normal.

Sie gab sich selbst die Schuld für das Verhalten ihres Mannes und fragte sich immer wieder laut, warum sie überhaupt jetzt hier bei mir sei. »Es ist doch eigentlich alles in Ordnung. Ich glaube, ich übertreibe einfach manchmal ein bisschen. Ich will Ihre Zeit wirklich nicht verschwenden«, sagte sie oft.

»Wie kommen Sie darauf, dass Sie meine Zeit verschwenden?«, fragte ich beim ersten Mal noch verwundert.

»Ach, Sie haben sicher Besseres zu tun, als sich solche Nichtigkeiten anzuhören«, erwiderte Frau H. verzagt.

Wir saßen hier in unserer dritten Sitzung und innerhalb der ersten fünfzehn Minuten hatte Frau H. die Verantwortung für mich übernehmen wollen. Sie stellte meine Bedürfnisse vor ihre eigenen und entschied, was für mich Zeitverschwendung war und was nicht. Dieses Verhalten fiel mir in späteren Sitzungen immer wieder auf. Es war ihr Muster. Sie übernahm die Verantwortung für gefühlt alles und jede:n.

Sie tat das aber nicht aus einem Machtbedürfnis heraus. Sie wollte über niemanden bestimmen und auch niemanden böswillig kontrollieren. Sie glaubte einfach, dass sie die Bedürfnisse anderer über ihre eigenen stellen musste. Ihre Bedürfnisse wurden nicht nur ignoriert, sondern waren auch absolut unwichtig. Ja, auch sie war – zumindest in ihrer Wahrnehmung – unwichtig. Ich wünschte, ich hätte eine Strichliste gemacht, wie oft die Wörter »wichtig« und »unwichtig« in ihren Erzählungen vorkam.

»Ich bin doch nicht so wichtig«, sagte sie einmal auf meine Nachfrage, warum sie nicht auch in den Urlaub fuhr. Ihr Mann flog allein, da er laut seiner Aussage der Einzige im Haus war, der hart arbeitete. Für sie war das verständlich. Sie hatte sowieso für alles, was dieser Mann tat, Verständnis. Sie erstickte fast in Verständnis.

Vor meinem inneren Auge erschien das Bild, wie sie bald literweise Verständnis erbrechen würde und endlich mal frei von Verständnis wäre.

»Wie sieht denn Ihr Alltag so aus?«, wollte ich wissen. Ich suchte nach etwas, wusste aber noch nicht, wonach.

»Na ja, alles ganz normal eigentlich«, überlegte sie. »Ich stehe morgens als Erste auf und mache mich zurecht. Ihm gefällt es nicht, wenn ich nicht zurechtgemacht bin. Dann bereite ich sein Frühstück vor. Er steht derweil auch auf, liest seine Zeitung, frühstückt und geht dann zur Arbeit. In der Zwischenzeit kümmere ich mich um den Haushalt, also alles, was so ansteht: seine Wäsche, sein Abendessen, und sorge dafür, dass alles schön ordentlich ist, wenn er heimkommt.«

Interessanterweise hat sie nur von Tätigkeiten gesprochen, die sie für *ihn* macht. Selbst der Haushalt und das Essen waren nicht neutral, sondern es war *seine* Wäsche und *sein* Abendessen. Die Kinder kamen in ihrer Erzählung nicht vor. Im Laufe der Gespräche wurde auch deutlich, warum: Die Kinder mussten sich so unsichtbar und lautlos wie möglich verhalten, damit »ihr Vater nicht gestört wird, denn er braucht ja seine Ruhe«. Auch in ihrem Bericht waren die Kinder unsichtbar und lautlos. Ich fragte, was genau passieren würde, wenn er »gestört« werden würde. Frau H. zuckte zusammen. Und wieder war da diese Unsicherheit. Sie rang mit sich selbst. *Ein Kampf zwischen alles erzählen oder aufstehen und rausrennen.* Sie blieb und erzählte: »Also, er schlägt uns nicht oder so. Das würde er nie tun. Im Grunde ist er ein guter Mann. Er bringt das Geld nach Hause und sorgt gut für uns. Uns fehlt es ja an nichts.« Nach weiteren Rechtfertigungen, warum ihr Mann eigentlich ein guter Mann war, folgte dann das, warum sie eigentlich hier war. Er schrie sie völlig willkürlich täglich an, bedrohte sie, bedrängte sie, beleidigte sie, demütigte sie vor anderen, machte sich über sie lustig. Sie konnte es ihm nie recht machen. Es gab kein »richtiges« Verhalten. Sie versuchte zwanghaft, alles im Außen zu kontrollieren, um so perfekt wie möglich zu sein und damit so wenig Angriffsfläche wie möglich zu bieten. Damit er endlich zufrieden wäre. Doch er war es nie. Sie hatte nie einen Beruf erlernt oder gearbeitet, da sie für ihn da sein sollte, und sie fühlte sich unfähig, allein zu überleben. Sie fühlte sich gefangen, unterlegen, klein und stumm.

Sie hatte noch heimlichen Kontakt zu zwei engen Freundinnen. Auch der Kontakt zu ihren Eltern und ihrem Bruder war intakt und vertraut. Die kannten ihre Situation und wollten sie schon mehrfach aus ihrer misslichen Ehe befreien. Jegliche Unterstützung, die sie brauchte, um dieser brutalen Ehe zu entkommen, war da. Aber sie ging nicht.

Warum nicht?

Sie *brauchte* diese Situation, in der sie feststeckte.

Sie war verstrickt in eine Geschichte, die er wob, eine Geschichte, in der sie verantwortlich für sein Leid und Glück war. Eine Geschichte, in der seine Bedürfnisse über ihren standen, und eine Geschichte, in der sie so gut wie gar nicht vorkam. Sie war eine Nebenrolle. Eine Nebenrolle in ihrer eigenen Geschichte!

Er redete ihr diese Geschichte immer wieder ein. Bis sie daraus Annahmen wie »Ich bin unwichtig« über sich selbst entwickelte.

»Ich hätte einfach vorsichtiger sein müssen« oder »Ich war einfach zu tollpatschig« waren typische Aussagen, mit denen sie sein Verhalten entschuldigte und mal wieder die Verantwortung für ihn übernahm.

»Wer sind Sie eigentlich ohne Ihren Mann?«, fragte ich in einer unserer vielen Sitzungen.

Sie stockte, überlegte lange und brach schließlich in Tränen aus. »Ich weiß nicht. Niemand wahrscheinlich«, sagte sie und wischte sich Tränen von der Wange.

»Sie brauchen ihn also, um jemand zu sein?«, fragte ich.

Sie dachte darüber lange nach. »Ich bin fast vierzig Jahre. Alles, was ich bisher getan habe, war, mich um ihn und die Kinder zu kümmern. Ehefrau und Mutter zu sein, ist meine Identität.«

»Aber Sie hatten doch auch ein Leben vor Ihrem Mann. Wie sah das aus? Wer waren Sie da? Was haben Sie gerne getan?«, fragte ich vorsichtig.

Sie schwelgte in Erinnerungen und erzählte mir von Fernreisen und ihrer Kindheit. Von Abenteuergeschichten und Rätseln, die sie gerne löste. Es entstand das Bild eines wilden und starken Mädchens vor mir. So ganz anders als diese Frau, die jetzt vor mir saß.

»Was würde dieses wilde und starke Mädchen jetzt am liebsten zu Ihnen sagen? Können Sie das hören?«, wollte ich wissen.

Sie weinte wieder. Diesmal stärker, lauter und heftiger als jemals zuvor in einer Sitzung. Ich hatte sie noch nie so weinen sehen. Sie nahm sich den Raum und wischte sich auch nicht – wie sonst – schnell die Tränen ihrem Gesicht. Schnell verstand ich: Es war ihr inneres Kind. Es war das wilde Mädchen. Es schrie.

»Sie würde sagen, dass ich weg von ihm muss. Weg von allem. Einfach raus!«, sagte sie viel lauter als sonst. »Aber es geht nicht. Ich kann nicht.«

»Zumindest glauben Sie gerade noch, dass Sie das nicht können. Wir haben aber schon herausgefunden, dass Sie das könnten. *Wollen* Sie denn auch?«, fragte ich etwas provokant.

»Ja. Na ja. Ich weiß nicht. Es macht mir Angst.«

»Was genau?«, fragte ich.

»Ach, es klingt doof, irgendwie«, erwiderte sie unsicher.

»Darf ruhig doof klingen«, fand ich.

»Es macht mir Angst, jemand zu sein«, sagte sie.

»*Wieder* jemand zu sein«, korrigierte ich.

»Ja«, bestätigte Frau H. nachdenklich. »Stimmt. Ich war ja mal wer.«

»Sind Sie auch immer noch. Aber Sie nehmen wenig Platz ein in Ihrer Geschichte. Wie viel Platz wollen Sie sich geben?«

»Mehr.«

»Und wie viel Platz darf Ihr Mann noch haben?«, fragte ich sie weiter.

Frau H. verließ diese Sitzung mit dieser Frage im Kopf. Sie hallte nach.

Der Glaubenssatz, unwichtig zu sein, hatte sich so verfestigt und verselbstständigt, dass sie in ihrer Wahrnehmung ein *Niemand* war. Sie verlor sich selbst, während sie ihren Fokus nur noch auf das Sein ihres Mannes legte. Unwichtig zu sein war zu ihrer persönlichen Wahrheit geworden, denn es wurde ihr von ihrem Mann lange und intensiv genug eingeredet. Er manipulierte gezielt ihre Wahrnehmung.

In ihr kämpften zwei Seiten. Die starke, wilde von früher, die gehört werden wollte, und der selbstvernichtende Anteil, der ihr sagte, dass sie unwichtig war. Und doch war da noch diese Stimme in ihr, die sie in meine Praxis geführt hatte. Die kaum hörbar flüsterte: *Und was, wenn es nicht stimmt?*

In genau diesem Anteil liegen die Hoffnung, die Kraft und die Ressourcen für die gesamte therapeutische Arbeit. Wir stärkten diesen gezielt, gaben dieser Stimme mehr Raum und schafften einen sicheren Ort, indem die innere Wahrheit laut und ungefiltert zu Wort kommen konnte. Frau H. lernte immer mehr, auf diesen Anteil ganz bewusst zu hören. Immer öfter konnte sie bei all den manipulativen und verletzenden Aussagen ihres Mannes mehr auf ihre innere Stimme hören: »*Und was, wenn es nicht stimmt?*«

»Du bist doch zu nichts imstande!«

Und was, wenn es nicht stimmt?

»Wo willst du denn hingehen? Du hast doch niemanden! Niemand will dich!«

Und was, wenn es nicht stimmt?

»Ohne mich bist du ein Nichts! Ich hab dich zu dem gemacht, was du bist!«

Und was, wenn es nicht stimmt?

»Für wen zum Teufel hältst du dich eigentlich? Denkst du echt, deine Therapeutin schert sich einen Dreck um dich? Die wird schon noch früh genug merken, was für ein Miststück du in Wahrheit bist!«

Und was, wenn es nicht stimmt?

Nein.

Es stimmt nicht.

Lauf.

Und das tat sie.

Das Beispiel von Frau H. zeigt, wie fragil das Selbstbild sein kann, also das, was man glaubt, wer man ist. In ihren jungen Jahren hatte sich Frau H. nicht vorstellen können, dass sie sich jemals so behandeln lassen würde und damit ihren Kindern eine solche Rolle vorleben würde. Dass ihre eigenen Bedürfnisse unwichtig waren, hatte sie vor ihrer Ehe nie geglaubt. Durch gezielte Manipulation ihres Mannes konnte ihr dies aber erfolgreich eingeredet werden. Und plötzlich gerieten ihre bisherigen Glaubenssätze ins Wanken. Sie verlor sich bei der Übernahme seiner Glaubenssätze, die ihr scheinbar ein Stück weit Kontrolle überließen: »Wenn ich so funktioniere, wie er es möchte, dann wird alles gut. Ich kann es also steuern, es liegt in meiner Hand.« Also gab sie alles und verausgabte sich damit.

Das, was sie schließlich zu ihr selbst zurückgeführt hat, war nicht die Therapie, es war der Anteil ihrer eigenen Wahrheit, der in ihr existierte und anfangs noch kaum hörbar zu ihr sprach. Während der Sitzungen gaben wir dieser Wahrheit lediglich mehr Raum und hörten ihr zu.

Hier wird der Unterschied zwischen den Unwahrheiten unserer Annahmen und unserer wirklichen, inneren Wahrheit deutlich. Wenn wir unsere innere Wahrheit leben, erzeugt sie immer Kohärenz. Das heißt, sie sorgt für ein Gefühl von Übereinstimmung. Wir haben dann das Gefühl oder die Sicherheit, dass alle

Informationen, die wir über die Umwelt, andere Menschen und uns selbst haben, in sich stimmig und zusammenhängend sind. Alles ist logisch und nachvollziehbar. Diese Sicherheit erzeugt Ruhe und inneren Frieden, während der Gefühle von Angst, Verunsicherung, Zweifel und Hilflosigkeit Hinweise darauf sein können, dass wir uns von Unwahrheiten leiten lassen. Wenn wir dann negative Gedanken und Überzeugungen aus unserer Geschichte identifiziert haben, können wir sie näher betrachten und ganz bewusst in uns gehen und uns fragen, ob das wirklich unsere innere Wahrheit ist?

- Ist das meine Wahrheit?
- Habe ich diesen Glaubenssatz von jemandem übernommen?
- Möchte ich weiter in diesem Glauben leben?

Am Beispiel von Frau H. sehen wir auch, dass hinderliche Annahmen über uns selbst nicht immer in der Kindheit entstanden sind. Im Gegenteil: Die positiven Erfahrungen aus ihrer Kindheit haben ihr erst die Kraft gegeben, die missbräuchliche Ehe zu verlassen.

Der Ursprung einengender Glaubenssätze liegt also nicht immer in der Kindheit. Prägende Erfahrungen, die wir erst im Erwachsenenalter machen, haben ebenso die Macht, unser Selbstbild zu verändern. In diesem Fall geschah das durch gezielte Manipulation innerhalb einer missbräuchlichen Ehe.

Ab wann wird eine Beziehung oder Ehe als missbräuchlich bezeichnet? Viele werden sich an dieser Stelle vielleicht fragen: *Betrifft mich das auch? Ich erkenne mich in vielen Punkten der Geschichte wieder. Heißt das, dass ich psychisch misshandelt werde?*

Gewalt kann verschiedene Formen annehmen. Nicht nur körperliche Gewalt ist Gewalt und richtet Schaden an, sondern auch psychische Gewalt. Allerdings ist der Schaden meistens nicht mit dem bloßen Auge erkennbar und die Ausübung der Gewalt erfolgt viel dezenter als bei körperlicher Gewalt. Das macht sie so schwer erkennbar und greifbar. Oft treten auch beide Formen der Gewalt gemeinsam auf und es findet ein fließender Übergang statt.

Zwischen einer normalen und einer psychisch missbräuchlichen Beziehung gibt es allerdings einige zentrale Unterschiede. Diese betreffen in der Regel das Miteinander in der Beziehung. Bei beiden Gewaltformen ist das zentrale Motiv der Täter:innen Machtausübung und das Verhalten folgt dem Prinzip der Dominanz und Unterwerfung. Es findet also ein Kräftemessen statt, bei dem schnell klar ist, wer der oder die Stärkere ist. Diese Macht wird dann demonstriert und das Opfer wird bewusst erniedrigt, kleingehalten und in die Abhängigkeit gezwungen.

Psychische Gewalt hat viele Darbietungsformen, u. a. folgende:

- Abwertungen
- Beleidigungen
- Erzeugen von schlechtem Gewissen und Schuldgefühlen
- gezielte Isolation
- Anschweigen
- Liebes- und Aufmerksamkeitsentzug
- Bedrohen
- Sich über das Opfer lustig machen, verletzender Sarkasmus

Frau H. hat fast alle diese Erscheinungsformen systematisch erlebt. Auch das ist ein wichtiger Punkt: Der Missbrauch erfolgt systematisch und wechselt sich mit »guten Phasen« ab. Die guten Phasen dienen dazu, dem Opfer Hoffnung auf die Beziehung zu machen und den darauffolgenden Missbrauch zu rechtfertigen, indem dem

Opfer die Verantwortung übertragen wird (zum Beispiel: »Siehst du, ich bin doch so gut zu dir, aber du weißt es einfach nicht zu schätzen! Wenn du nicht so undankbar wärst, würden wir uns jetzt nicht streiten!«).

Die Folgen psychischer Misshandlung sind verheerend. Frau H. hatte zwar nie blaue Flecke, Blutergüsse oder andere körperliche Verletzungen durch ihren Ehemann erlitten, dafür aber seelische Wunden und negative Konsequenzen in ihrer Lebensgestaltung. Sie hatte einen niedrigen Selbstwert entwickelt, starke Selbstzweifel und Unsicherheit. Sie traute sich kaum zu sprechen, geschweige denn ihre Stimme zu erheben und sich zu wehren. Sie war von ihrem sozialen Umfeld isoliert worden und fühlte sich im Grunde einsam und hilflos. Sie war finanziell von ihrem Ehemann abhängig und glaubte, dass sie selbst zu unfähig und instabil war, um zu arbeiten. Sie glaubte auch nicht, dass jemand sie anstellen würde. Sie war verzweifelt und ängstlich.

Opfer psychischer Misshandlung sind also tief verwickelt in die Manipulation des:r Täter:in. Die Erkenntnis, dass sie misshandelt werden, und das Wissen darum, wie genau die Misshandlung stattfindet, ist wohl der wichtigste Teil der ENT-wicklung. Der Prozess der Erkenntnis und später dann die Loslösung und das Entkommen aus der Beziehung kann schon mal mehrere Jahre in Anspruch nehmen. Ein wichtiger Bestandteil ist dabei die Unterstützung von außen – sei es das soziale Umfeld wie Freund:innen, Familie und Bekannte oder professionelle Unterstützung durch Hausärzt:innen oder Psychotherapeut:innen.

Da die psychische Misshandlung die Wahrnehmung der Opfer verändern kann, ist eine professionelle Begleitung, die die Wahrnehmung immer wieder in einen realistischen Bereich rückt, sehr empfehlenswert. Wichtig ist es, ähnlich wie Frau H. es getan hat, die eigenen Gedanken und vor allem die verletzenden Aussagen des Gegenübers kritisch zu hinterfragen. Das tat Frau H. beispielsweise so:

Ex-Mann: »Du bist nichts wert!«

Frau H.: Stimmt das wirklich? Was spricht dafür, was dagegen? Kann er das beurteilen? Darf er über meinen Wert bestimmen? Wer definiert meinen Wert und warum?

Ex-Mann: »Ohne mich bist du ein Nichts!«

Frau H.: Stimmt das wirklich? Wer war ich ohne dich? Wer könnte ich ohne dich sein? Sind Menschen so stark voneinander abhängig, dass sie zu *Nichts* werden, wenn sie getrennt sind? Wer bist du ohne *mich*? Wer darf definieren, wer oder was ich bin?

Ist das *meine* Wahrheit? Will *ich* das glauben?

Beim Hinterfragen der Glaubenssätze ist es wichtig, die eigenen Gedanken und verinnerlichten Annahmen kritisch zu überprüfen. Dabei kann man sich in die Rolle eines:r Richter:in versetzen und sich die Argumente der jeweiligen Partei genau anhören.

- Was spricht dafür, was spricht dagegen, dass dieser Gedanke wahr ist?
- Ist das immer und bei jedem Menschen so?
- Hat dieser Gedanke also eine allgemeine Gültigkeit in jeder Situation für jede Person?
- Ist der Gedanke hilfreich für mich?
- Ist der Gedanke sinnvoll?
- Welche Gefühle löst dieser Gedanke typischerweise in mir aus?
- Welchen Zweck hat dieser Gedanke früher einmal für mich erfüllt?
- Erfüllt er diesen heute noch?

- Ist dieser Gedanke mir dienlich?
- Wer wäre ich ohne diesen Gedanken, diese Annahme, diesen Glaubenssatz?
- Was würde ich tun?
- Wie würde ich mich fühlen?
- Was wäre anders?
- Und wie fühlt sich das an?

Die eigenen Gedanken zu hinterfragen, kann ganz schön anstrengend und herausfordernd sein. Es erfordert ein ganzes Stück Arbeit in Form von täglichen Selbstgesprächen. Es ist sinnvoll, sich täglich oder mehrmals die Woche eine Situation aus dem eigenen Leben herauszugreifen und zu analysieren. In der Verhaltenstherapie nutzen wir dafür das ABC-Modell (nach Albert Ellis, 1962).

Die Analyse startet mit dem ersten Schritt, der auslösenden Situation, dem Auslöser.

A = Beschreibe hier die Situation wie in einem Drehbuch. Was ist passiert? Wenn es eine Filmszene wäre, was würde der Beobachter sehen?

Zum Beispiel: Ich stehe vor dem Kino und warte auf eine Freundin, mit der ich verabredet bin. Der Film geht gleich los, aber sie verspätet sich. Ich schaue ständig auf die Uhr und versuche, sie telefonisch zu erreichen.

B = Der zweite Schritt befasst sich mit deinen Gedanken (*beliefs/Bewertungen*). Was hast du in dieser Situation gedacht?

Zum Beispiel: »Ständig muss ich auf sie warten! Sie respektiert mich und meine Zeit nicht!«

Wir bleiben bei den Gedanken, aber schauen sie uns auf einer Metaebene an. Wir denken also darüber nach, was wir eigentlich denken. Was bedeuten diese Gedanken, die du unter B aufgeschrieben hast, für dich?

Zum Beispiel: »Immer muss ich mehr geben als andere und zurückstecken. Meine Bedürfnisse werden nicht geachtet.«

Und welche Schlüsse ziehst du daraus für dich? Welche Annahmen könnten hinter diesen Gedanken stecken?

Zum Beispiel: »Ich bin weniger wert als andere Menschen.«

Nun kommen wir zum Schritt C, der sich mit den Konsequenzen befasst (*consequences*).

C = Wie hast du dich in der Situation gefühlt und was hast du getan?

Zum Beispiel: Ich war wütend und enttäuscht. Ich war total angespannt und bin ständig hin und her gelaufen.

C' = Schauen wir uns nun noch an, was dein Ziel für zukünftige Situationen wie diese wäre. Wenn du an die Situation zurückdenkst, wie hättest du dich gerne gefühlt und wie hättest du dich eigentlich gerne verhalten?

Zum Beispiel: Ich wäre gerne entspannter und gelassener gewesen. Ich wäre gerne schon mal ins Kino vorgegangen, um den Anfang des Films entspannt sehen zu können. Ich hätte gern unabhängig von dem Erscheinen meiner Freundin gehandelt.

Aber warum war das nicht möglich? Weil die Person im Beispiel den hinderlichen Glaubenssatz »Ich bin weniger wert als andere Menschen« glaubt. Wenn ein Mensch von dieser Annahme überzeugt ist, dann ist es nur logisch, dass sie in solchen und ähnlichen Situationen ihre eigenen Bedürfnisse zurückstellt und die der anderen wichtiger nimmt. Egal, wie klein und unbedeutend die Situation auch erscheinen mag. Sie handelt nach dieser Prämisse, denn sie glaubt sie.

Wir können unsere Bewertungen allerdings ändern. Statt B = »Ständig muss ich auf sie warten. Sie respektiert mich und meine Zeit nicht« könnte die Situation folgendermaßen bewertet werden:

B'= »Vermutlich braucht sie wieder länger. Ich möchte den Film aber von Anfang an sehen, daher gehe ich schon einmal rein.«

Diese Bewertung führt viel eher zum Wunschverhalten und Wunschgefühl von Entspannung und Vorfreude.

Das genaue Analysieren alltäglicher Situationen anhand des ABC-Modells ist daher äußerst hilfreich und sinnvoll, wenn man den eigenen hinderlichen Annahmen auf die Schliche kommen möchte und sie aktiv hinterfragen möchte. Außerdem zeigt die kleinschrittige Analyse des eigenen Verhaltens auch gut auf, welche Funktion unser Verhalten in diesen Situationen hat.

Die Person im Beispiel wartet ungeduldig, obwohl sie auch reingehen und den Film schauen könnte. Sie hat die Wahl. Niemand zwingt sie zu warten. Sie entscheidet sich aber zu warten und ärgert sich dann darüber.

Denn ihr Glaubenssatz zwingt sie indirekt dazu. Wenn sie glaubt, dass sie weniger wert ist als andere Menschen, dann hat sie zu warten und kann nicht nach ihrem eigenen Bedürfnis (den Film anschauen) handeln.

Unser eigenes Verhalten zu analysieren, zeigt uns also auf, warum wir handeln, wie wir handeln, und kann uns Erklärungen dafür liefern, warum andere handeln, wie sie handeln. Für die Freundin im Beispiel könnten wir ebenso ein ABC-Modell dafür erstellen, warum sie so oft zu spät kommt und ihre Freundin warten lässt. Wir verstehen durch die Beschäftigung mit unseren eigenen Gedanken und Glaubenssätzen dann, warum wir handeln, wie wir handeln, und warum wir sind, wer wir sind. Aber wir entwickeln gleichzeitig ein Verständnis für andere Menschen in unserem Umfeld.

In meiner bisherigen Erfahrung mit Menschen und ihren Glaubenssätzen ist mir noch nie ein Fall begegnet, bei dem das gezeigte Verhalten nicht absolut logisch erklärbar war, nämlich durch die Annahmen und Überzeugungen, die dahinterstanden und das Verhalten damit beeinflussten.

Auch Frau H. handelte aufgrund der Glaubenssätze, die sie innerhalb der Ehe entwickelt hatte, absolut nachvollziehbar und logisch. Ihr wurde eingeredet, dass ihre eigenen Bedürfnisse unwichtig waren, dass sie wertlos und nutzlos sei, dass sie ohne ihren Mann nicht überleben konnte und dass sie allein und hilflos war. Wenn sie das glaubt, dann ist es nur logisch, dass sie sich keinen Meter fortbewegt. Dass sie bleibt und dass sie sich selbst und ihre Bedürfnisse missachtet und missachten lässt. Erst durch das Hinterfragen dieser vermeintlichen *Wahrheit* ist eine Veränderung und eine Fortbewegung möglich.

Wie sollte sie gehen, wenn sie glaubte, dass sie nicht gehen kann?

Wie sollte sie gehen, wenn sie glaubte, dass sie ohne ihn nicht überleben kann?

Und wozu sollte sie überhaupt gehen, wenn sie glaubte, dass sie und ihr Leben ohnehin unwichtig war?

Gegenargumente wie »Aber du bist doch auch wichtig!« anzubringen, führt oft in eine Sackgasse. Es entsteht sofort innerer Widerstand, denn diese Aussage widerspricht dem tief verankerten Glaubenssatz »Ich bin unwichtig«. Es entsteht das Gefühl von Inkohärenz. Etwas stimmt nicht überein. Etwas passt da nicht zusammen. Das muss schnell behoben werden, indem das Gegenargument abgewehrt wird.

Denn es reicht nicht, die Glaubenssätze nur zu hinterfragen. Wir müssen sie durch neue und hilfreiche Gedanken und Annahmen ersetzen, die dann zu einem positiv-unterstützenden Glaubens*system* werden können.

Wie das gelingen kann, schauen wir uns im nächsten Kapitel genauer an.

Die Schuld der Liebe
Neue Glaubenssätze formulieren

Die erste Begegnung mit Frau D. fand nicht persönlich statt. Stattdessen erhielt ich eine Woche vor unserer verabredeten Sitzung einen langen, handschriftlichen Brief. Sie schrieb in ihm die wesentlichen Ereignisse ihres Lebens nieder und ließ ihn mir vorab zukommen. Ich verstand nicht, warum. Bis ich ihn las.

»Sehr geehrte Frau Özdemir,
wir haben nächste Woche unsere erste Sitzung und ich weiß jetzt schon, was Sie mich da fragen werden. Ich war bereits bei mehreren Psychotherapeutinnen und weiß daher, was auf mich zukommt. Aber ich muss gestehen, dass ich bisher zu keiner einzigen Therapeutin ehrlich war. Ich habe es nie geschafft, das zu erzählen, was mir eigentlich auf dem Herzen lag. Weil ich mich so sehr dafür schäme. Und ich habe Angst.

Weil ich mich diesmal aber meiner Angst stellen möchte, hatte ich die Idee, einfach vorher alles aufzuschreiben und es Ihnen per Brief zukommen zu lassen. Auch wenn das sehr ungewöhnlich ist und ich mir nicht einmal sicher bin, ob Sie diesen Brief überhaupt lesen werden, fällt mir gerade keine bessere Strategie ein. Denn ich weiß, dass, wenn ich nächste Woche vor Ihnen sitze, ich kein Wort von dem rausbringen werde, was ich eigentlich sagen möchte. Ich hoffe, Sie verzeihen mir diesen langen Brief. Wenn das Lesen Umstände bereitet und zu viel Zeit kostet, rechnen Sie Ihre Mühe bitte ab. Ich möchte Ihnen wirklich keine Umstände bereiten.

Nun aber zum Thema: Ich bin siebenundsechzig Jahre alt. Ich bin nun schon so lange Hausfrau und Mutter, dass ich mich kaum noch an die Zeit davor erinnern kann. Vielleicht verdränge ich das aber auch nur. Ich habe drei wundervolle Kinder, die mittlerweile alle erwachsen und eigenständig sind. Sogar eigenständiger als ich. Denn darum geht es mir. Ich bin – wie Sie als Therapeutin sagen würden – abhängig von meinem Mann. Ich werde nicht so gut von ihm behandelt. Meine Kinder sind deshalb sehr besorgt um mich. Aber ich kann meinen Mann auch verstehen. Denn ich war nicht immer eine gute Frau für ihn. Ich habe Unrecht getan und habe ihn hintergangen.

In meinen jungen Jahren lernte ich einen wundervollen Mann kennen, obwohl ich schon verheiratet war. Er war Tourist und nur auf der Durchreise. Ich wusste aber, dass er die Liebe meines Lebens war. Er war alles, was ich mir in einem Mann gewünscht habe. Sogar noch mehr. Ich wusste nicht, dass auch solche Männer wie er existieren. Wir hatten eine kurze Affäre und er verschwand wieder aus meinem Leben. Er hinterließ allerdings ein Abschiedsgeschenk, wie ich es gerne nenne. Ich war schwanger. Ich bekam mein erstes Kind von ihm. Allerdings ohne ihn. Er wusste nichts von der Schwangerschaft und ich habe ihn nie wiedergesehen oder kontaktiert. Ich wüsste auch nicht, wie. Damals gab es diese ganzen Handys und das Internet nicht. Wir waren verabredet, aber ich konnte nicht mehr erscheinen, weil mein Mann es herausfand. Er sperrte mich ein und seitdem hatte ich nie wieder eine Gelegenheit, ihn aufzusuchen. Ich wüsste auch nicht, wie oder wo. Ich weiß nicht, wo er heute ist und was er macht.

Aber ich habe seinen Sohn und es ist das schönste Geschenk, was er mir hätte machen können. Unser Sohn schaut mir sehr ähnlich, aber alles an ihm und seiner Persönlichkeit erinnert mich an meine große Liebe. Und das ist eine Sache, die ich an meinem Sohn so liebe. Er hält die Erinnerung aufrecht. Für meinen Mann ist er daher ein rotes Tuch. Für mich ist er meine lebendigste Erinnerung an diesen Mann. Aber natürlich nur still und heimlich. Denn ich darf das nicht. Ich bin verheiratet.

Es war ja eine Affäre. Also ein Betrug, eine Hinterlist. Ich bin meinem Mann fremdgegangen und habe ihn damit tief verletzt. Ich habe sein Vertrauen missbraucht und er war trotzdem noch so gütig, mich bei ihm zu behalten. Wissen Sie, es waren andere Zeiten damals. Als schwangere Frau, die Ehebruch begangen hatte, hatte ich keine guten Aussichten. Aber mein Mann hielt dennoch zu mir und zog mit mir mein Kind groß. Wir bekamen auch weitere Kinder zusammen. Allerdings behandelte er seine eigenen Kinder anders als mein Kind. Er sagte immer *dein* Sohn zu ihm und hielt mir damit jeden Tag meinen Verrat an ihm vor. Bis heute. Er akzeptierte ihn eigentlich nie als Teil der Familie und war besonders streng zu ihm. Das tut mir heute noch weh.

Wir leben immer noch zusammen und ich weiß nicht, ob sich das jemals ändern wird. Er verletzt mich täglich tief in meiner Seele. Ich weiß nicht einmal mehr, wo genau es wehtut. Der Schmerz ist übergegangen auf meinen gesamten Körper. Ich leide an einer chronischen Schmerzstörung, die wohl überwiegend psychosomatisch ist. Das habe ich mittlerweile erkannt. Meine Kinder raten mir fast täglich, Abstand von ihm zu gewinnen und mal eine Zeit lang allein zu bleiben. Denn wissen Sie, es ist so: Wenn er mal ein paar Tage verreist oder im Urlaub ist, dann geht es mir deutlich besser. Ich fühle mich wohler und habe weniger Schmerzen. Ich achte etwas besser auf mich und brauche sogar weniger Medikamente.

Ich weiß also, dass es viel mit meiner Ehe zu tun hat. Aber es ist mir so unsagbar peinlich, darüber zu sprechen. Weil ich weiß, was die Menschen, denen ich es erzähle, über mich denken werden. Sie werden mich verurteilen und denken, dass ich bescheuert bin, weil ich bei diesem Mann bleibe. Sie werden sich fragen, wie ich mir das antun kann, wo ich doch jederzeit gehen könnte. Ich weiß auch, dass ich jederzeit gehen kann. Die Zeiten sind nicht mehr wie früher. Meine Kinder sind mittlerweile erwachsen und würden mich sofort unterstützen. Ich will ihnen das aber nicht antun. Ich will mich ihnen nicht aufbürden. Ich will niemandes Bürde mehr sein. Wissen Sie, Sie müssen verstehen, dass ich mein Leben lang als Last für andere gelebt habe. Ich war und bin die Last meines Mannes, die er mit sich zieht, obwohl ich ihn verraten habe. Ich kann ihn schon verstehen. Und ich will diese Last nicht auch noch meinen Kindern antun.

Ich weiß aber auch, dass ich mir Hilfe suchen muss. Denn die Schmerzen werden immer unerträglicher. Ich komme mit meinem Alltag immer schlechter zurecht. Alles ist so schmerzhaft. Alles ist so schwer.

Ich brauche jemanden, der mir hilft, mit diesen Gefühlen und mit diesen Schmerzen zurechtzukommen. Ich sage Ihnen ganz ehrlich, dass ich die Lösung schon kenne. Ich müsste meinen Mann verlassen und mich aufrappeln, um auf eigenen Beinen zu stehen. Aber ich habe keine Kraft dafür. Ich glaube auch nicht, dass ich das jemals tun werde. Wenn das Ihre Lösung für mich ist, dann sage ich Ihnen jetzt schon: Ich werde sie nicht annehmen können. Wenn Sie mir aber helfen können, mit den Umständen besser umzugehen und den Schmerz etwas zu lindern, dann wäre ich Ihnen sehr dankbar.

Entschuldigen Sie vielmals, dass ich so viel geschrieben habe. Ich schäme mich einfach dafür, Ihnen zu erzählen, wie mein Mann mit mir umgeht und dass ich es mir gefallen lasse. Ich hoffe, Sie halten mich nicht für total bescheuert. Aber ich kann es auch verstehen, wenn Sie es tun. Bis nächste Woche.«

Ich starrte den Brief an. Ich saß eine Weile einfach so da und ließ die Worte nachwirken.

Altmodisches Briefpapier. Handgeschrieben. Nicht technik-affin. Kein Zugang zu einem Computer? Angst, dass es nachverfolgt werden könnte? Ziemlich mitgenommener Briefumschlag. Als hätte sie es eine Weile in ihrer Tasche versteckt. Sie ist nicht gleich zum Briefkasten gelaufen, um ihn einzuwerfen. Sondern hat eine Weile darüber nachgedacht, ob sie es wirklich tun soll. Sehr unreife Handschrift. Sie scheint selten zu schreiben. Kaum aufgedrückt, sehr zaghaft geschrieben. Als würde sie jedes ihrer Worte wieder rückgängig machen wollen. Unsicher. Ängstlich. Aber vor allem: beschämt.

Die Tage verstrichen und Frau D. saß tatsächlich vor mir. Diese Frau war genau wie ihre Handschrift: unsicher, etwas unreif, kindlich, zaghaft. Nahm so wenig Platz wie möglich ein. Sehr dünn und machte sich kleiner, als sie war. Als wollte sie sich unsichtbar machen. Ich stellte mir vor, wie sich ein Loch im Boden meiner Praxis auftat und sie die Gelegenheit sofort ergriff, um darin zu verschwinden.

»Was genau löst dieses starke Gefühl von Scham in Ihnen aus? Wofür genau schämen Sie sich so sehr?«, wollte ich wissen.

»Weil es so dumm ist, was ich mache. Ich bleibe, obwohl ich nicht muss. Ich setzte mich jeden Tag so vielen Herabsetzungen und Erniedrigungen aus, obwohl ich das nicht muss. Sie müssen mich für bescheuert halten.« Sie blickte mir nicht ein einziges Mal in die Augen, während sie sprach.

»Ich halte Sie nicht für bescheuert. Ich möchte es nur verstehen«, sagte ich.

»Warum ich bleibe?«, fragte sie leise.

»Nein. Warum Sie sich so sehr dafür schämen, dass Sie bleiben?«

Sie runzelte die Stirn. »Aber es ist doch dumm, in so einer Ehe zu bleiben«, sagte sie fast schon fragend.

Na ja, das glauben Sie zumindest gerade.

»Wer sagt das denn?«, fragte ich.

»Ich weiß nicht. Also ich«, stotterte sie.

»Warum finden Sie das dumm?«, wollte ich wissen.

»Weil ich eigentlich gehen könnte und mir das nicht antun müsste. Das ist ja wie freiwillig ins Gefängnis gehen.«

Jetzt war sie etwas bestimmter.

Gefängnis?, dachte ich.

»Warum sollte jemand freiwillig ins Gefängnis gehen?«, fragte ich naiv.

»Na ja, man kann sich ja schon selbst anzeigen. Oder?« Sie wurde wieder unsicher.

»Sich selbst anzeigen? Warum sollte man das tun?«, fragte ich weiter mit naiver Tonlage.

»Na, wenn man schuldig ist. Dann sollte man ja schon seine Strafe absitzen. Meinen Sie nicht auch?«

Hinter fast jeder Antwort stellte sie eine Frage, in der sie sicherstellte, dass sie mir nicht widersprach. Sie wollte sich mir nicht widersetzen. Sie wollte, dass wir einer Meinung waren, um die Harmonie zu wahren. Ich hatte einen Einblick, wie die Kommunikation zwischen ihr und ihrem Mann aussah. Vorsichtig, zaghaft, rückversichernd. Bloß nicht zu weit gehen. Lieber ruhig sein. Alles als Frage formulieren. Offenen Ausgang schaffen. Dann kriegt man noch die Kurve und kann schnell wieder zurückrudern. Unterwürfig.

»Wenn man schuldig ist, sollte man seine Strafe absitzen«, wiederholte ich ihre Worte. »Wer schuldig ist, sollte also bestraft werden?«

»Ja. Schon. Ich denke schon.«

»Sind Sie schuldig?«, fragte ich, diesmal provokanter. Nicht mehr naiv.

Sie zögerte. Blickte auf den Boden. Sie suchte wahrscheinlich das Loch, in dem sie verschwinden konnte. Es tat sich aber kein Loch auf.

»Ja. Sie wissen doch. Ich habe es im Brief beschrieben.«

»Was genau meinen Sie?«, fragte ich. Ich wusste, was sie meinte. Aber ich wollte, dass sie es aussprach. Damit sie die Erfahrung machen konnte, dass es okay ist.

»Die Affäre«, sagte sie und wurde dabei kleiner. Sie verzog ihr Gesicht leicht. So als hätte sie gerade Schmerzen.

Ich fragte mich, ob es wehtat, es auszusprechen, weil sie sich so sehr dafür schämte oder ob die Erinnerung an den Mann, der nicht mehr da war, so schmerzvoll war.

»Ja, ich erinnere mich. Der wundervolle Mann, dem sie begegnet sind. Die Liebe Ihres Lebens. Möchten Sie von ihm erzählen?«, fragte ich freundlich-interessiert.

Sie schien verwundert. Sie erwartete Strafe und Missachtung und erhielt zugewandtes Interesse. Anscheinend kannte sie das nicht. *Natürlich nicht. Woher denn auch?*

»Ich … ich weiß nicht. Wenn Sie das hören wollen. Was wollen Sie über ihn wissen? Ich habe ihn ja nie wiedergesehen danach. Es war wirklich sehr kurz.« Sie wurde wieder unruhig und unsicher. »Eigentlich gibt es da nicht viel zu erzählen. Es ist halt passiert und es war ein Fehler. Aber ich bereue es nicht, weil ich habe ja meinen wundervollen Sohn. Und na ja, ich weiß auch nicht. Ich bereue halt den Fehler, aber nicht meinen Sohn.« Sie klang verwirrt.

»Wie war er so? Was war das für ein Mann, der Sie so beeindrucken konnte?«, fragte ich. Ich ignorierte den Einwand von Reue bewusst.

Ich konnte ihr ansehen, dass sie einst eine wunderschöne Frau gewesen sein musste. Und sie war es auch immer noch. Aber sie zeigte ihre Schönheit nicht mehr. Sie zeigte ihren Schmerz, ihre Scham und ihre Schuld.

»Er war ganz großartig.« Sie atmete tief ein. Es schien, als würde sie ihren ganzen Mut zusammennehmen, und erzählte dann von diesem Mann, der »mit einem Blick mein Herz gestohlen hat«. Sie verriet, dass sie immer mal wieder zurückdachte an ihn und die gemeinsame Zeit mit ihm. Dass sie heimlich von ihm träumte und sich wünschte, er wäre da und würde sie aus dieser Ehe rausholen.

»Warten Sie noch auf ihn?«, fragte ich.

»Manchmal schon. Ich weiß, dass es Quatsch ist. Aber ich stelle mir vor, wie er plötzlich vor meiner Tür steht und mich einfach mitnimmt.« Sie lächelte ganz leicht, doch dann verzog sich ihr Gesicht wieder. Schmerzen.

»Was tut Ihnen daran so weh?«, fragte ich.

»Es ist so falsch. Ich sollte eigentlich alles bereuen, aber ehrlich gesagt, tue ich es nicht. Nicht wirklich. Ich kann verstehen, warum mein Mann so mit mir umgeht. Wenn er wüsste, dass ich es eigentlich nie wirklich bereut habe. Oh Gott. Ich bin so ein schlechter Mensch.« Jetzt weinte sie. Sie weinte nicht nur. Sie brach vollkommen in sich zusammen. All dieser Schmerz zeigte sich nun in Form von Tränen, die nur so aus ihr rausströmten.

»Glauben Sie das wirklich? Dass Sie ein schlechter Mensch sind?«, fragte ich.

»Ja. Ganz sicher. Wer würde so etwas schon tun.«

»Was sollte man mit ›schlechten‹ Menschen tun?«, fragte ich.

»Sie bestrafen«, sagte sie diesmal absolut sicher.

»Werden Sie bestraft?«

»Ja, jeden Tag ein wenig. Durch meinen Mann, durch meine Schmerzstörung. Durch mein Leben.«

»Wie ein Gefängnis, in das man freiwillig geht«, wiederholte ich ihre Worte von vorher.

»Ja …« Sie blickte wieder zu Boden.

»Sie haben sich also selbst angezeigt. Und jetzt sitzen Sie Ihre Strafe ab. Wie lange geht sie noch?«

»Ich weiß es nicht. Vermutlich ewig. Da ich ja eigentlich nicht wirklich bereue. Ich weiß, wenn ich die Zeit zurückdrehen könnte, würde ich es wieder tun«, sagte sie beschämt.

»Aber würden Sie irgendetwas dabei anders machen?«

»Was meinen Sie?«, fragte sie verunsichert.

»Was an Ihrer Geschichte würden Sie verändern, wenn Sie könnten?«, fügte ich hinzu.

Sie war angespannt und unruhig. Sie zögerte, kannte aber die Antwort. Sie wusste, worauf ich hinauswollte, und hatte Angst, es auszusprechen.

Ich nickte ganz leicht, um ihr zu zeigen, dass es okay war.

»Ich würde nicht noch mal zurück zu meinem Mann gehen. Ich würde mit dem Kind im Bauch ein neues Leben irgendwo anfangen. Ich würde diesen Mann suchen und ihm von seinem Kind berichten. Ich würde ihn überall suchen.«

Sie war weiterhin angespannt. Kämpfte mit den Tränen und ließ ihnen dann freien Lauf.

»Wissen Sie, im Gefängnis sind die nicht so streng, wie Sie mit sich selbst sind. Mir wäre es lieber gewesen, Sie hätten eine Weile im Gefängnis Ihre ›Schuld‹ abgesessen, als dass Sie Ihr ganzes Leben zu einem Gefängnis machen. Warum sind Sie so streng mit sich selbst?«

»Weil ich ein schlechter Mensch bin und es verdient habe.«

»Was macht Sie zu einem schlechten Menschen?«, fragte ich.

»Der Ehebruch, den ich nicht bereue.«

»Ist das, was Sie sich gerade antun, die gerechte Strafe für das »Vergehen«?«

»Ich weiß es nicht. Ich denke schon.«

»Wenn Ihre Tochter nun einen so wundervollen Mann kennenlernt und eine Affäre mit ihm beginnt, dann von ihm schwanger wird, aber mit ihrem Ehemann verheiratet bleibt: Hätte sie es verdient, dass sie ewig unter einer missbräuchlichen Ehe leidet? Hätte sie die täglichen Herabsetzungen und Erniedrigungen verdient? Hätte sie das Gefängnis, dass sie dann Leben nennt, verdient? Hätte ihr aus der Affäre entstandenes Kind die grausam-stiefväterliche Behandlung verdient?«

»Nein, natürlich nicht.« Sie war ganz betroffen.

Zu konfrontativ? Habe ich sie zu sehr mit ihrer eigenen Verantwortung konfrontiert? War das ein Fehler? War ich zu schnell? Ich brauchte einen Moment, entschied aber, weiterzumachen.

Sie ist täglichem Missbrauch ausgesetzt. Sie steckt an einem Tag mehr weg als die meisten von uns in ihrem gesamten Leben. Diese Konfrontation hält sie aus.

»Warum messen Sie dann mit zweierlei Maß? Warum haben Sie es verdient?«, frage ich.

»Ich weiß nicht … Ich weiß, dass es bescheuert ist.« Sie machte sich wieder klein.

»Dieser Mann von damals. Hat er Sie geliebt?«, fragte ich.

Nun schaute sie auf. »Ja. Da bin ich mir ganz sicher«, sagte sie. Ich hatte sie selten so sicher erlebt.

»Was würde er Ihnen raten?«

Ich stellte diese Frage, weil sie sich selbst nicht mit liebenden Augen betrachten konnte. Sie verachtete sich für das, was sie getan hatte. Viel mehr verachtete sie sich dafür, dass sie nicht einmal bereute, was sie getan hatte. Da war so viel Selbstverachtung, dass sie sich selbst nicht wertschätzend behandeln konnte. Ich wollte, dass sie sich aus der Perspektive eines Menschen betrachtete, von dem sie ganz sicher war, dass er sie liebte. Und das war dieser Mann. Ihr Ehemann verachtete sie und sie hatte seine Perspektive dankbar übernommen. Sie passte zu ihrer. Alles, was er ihr einredete, fühlte sich wie die Bestrafung an, die sie glaubte, verdient zu haben. Ein Ende dieser Strafe war nicht in Sicht, denn sie brauchte diese Strafe.

Ich bin ein schlechter Mensch und muss bestraft werden.

Ich habe keine gute Behandlung verdient.

Sie bestrafte sich selbst mit dieser Ehe.

Sie verletzte sich selbst mit ihrem Leben.

Schmerzen.

Viele Menschen neigen dazu, sich selbst sehr kritisch zu betrachten und sich dementsprechend streng zu bestrafen. Sie werden zu ihren eigenen Kritiker:innen, Richter:innen und Henker:innen. Frau D. richtete hart über sich selbst und war dabei keine besonders faire Richterin. Sie war unfassbar streng und ging mit sich selbst härter ins Gericht als mit allen anderen Menschen. Niemand anderem hätte sie diese Art der Strafe erteilt oder auch nur gewünscht. Bei ihr selbst war es dann aber plötzlich legitim. Aber warum eigentlich?

Woher kam eigentlich diese Strenge und Härte? Sie ist nicht eines Tages aufgewacht und hat sich selbst so sehr verachtet, dass sie sich selbst bestraft hat. Es war ein Prozess. Und er war schleichend.

Frau D. lernte bereits in ihrer Kindheit, ihre Gefühle zu unterdrücken, da sie – insbesondere für ihren Vater – unerwünscht waren. Ihre Eltern mussten noch vor der Geburt von Frau D. ihren Sohn beerdigen, der plötzlich im Kindesalter starb. Kurz darauf wurde Frau D. geboren und musste eine Lücke füllen, die viel zu groß und viel zu düster war.

»Mein Vater hat mir das nie verziehen«, sagte sie in Bezug auf den Tod ihres älteren Bruders.

»Wie meinen Sie das?«, fragte ich.

»Sein erster und einziger Sohn starb. Ich kam direkt danach auf die Welt. Ich hätte ihn ersetzen müssen. Ein Junge sein müssen. Wie er sein müssen. Aber ich war alles andere als das. Klein, dünn, schwach und hilflos. Ein hilfloses Kind, das zur falschen Zeit mit dem falschen Geschlecht auf die Welt kam«, erklärte sie leise.

Ich spürte Schmerz in meinem Magen. Wie ein dumpfer Schlag. *Das sitzt tief. Schmerzen.*

Wenn Menschen mich fragen, ob die Geschichten meiner Patient:innen etwas in mir auslösen, dann erinnere ich mich an Momente wie diese. Ein Satz, der so viele grausame Annahmen über sich selbst und das eigene Leben an sich beinhaltet. *Ein hilfloses Kind, das zur falschen Zeit mit dem falschen Geschlecht auf die Welt kam.*

Dahinter steckt so viel Belastendes. *Ich bin hilflos. Ich bin falsch. Ich bin nicht liebenswert. Ich bin nicht gut genug. So wie ich bin, darf ich nicht auf der Welt sein. Ich habe keine Daseinsberechtigung. Ich bin allein. Mädchen sind schwach. Mädchen sind falsch. Es gibt ein falsches Geschlecht.*

Wenn man *das* über sich selbst und sein eigenes Leben glaubt, wie kann man da auch nur einen Tag in Frieden leben? Dass Frau D. in ihrer frühen Kindheit schon hinderliche Annahmen über sich selbst entwickelt hatte, ist also nicht weiter verwunderlich.

»Ich wünschte mir so oft, einfach nicht mehr da zu sein. Ich wollte nie auffallen. War immer ruhig und angepasst. Ich rebellierte auch nicht gegen meine Eltern. Ich wollte einfach möglichst unsichtbar sein und keine Probleme machen, damit ich sie nicht noch mehr enttäuschte«, erklärte sie.

Meine bloße Existenz ist eine Enttäuschung.

Bereits am Tag ihrer Geburt wurde ihr die Schuld für den Verlust des Sohnes und die Enttäuschung über die Geburt der Tochter von ihren Eltern in die Wiege gelegt. Ihr Vater projizierte die Schuldgefühle, die er gegenüber dem Tod seines Sohnes hatte, auf seine neugeborene Tochter. Sicherlich nicht aus Bosheit und wahrscheinlich auch nicht bewusst. Eher aus dem Schmerz heraus: *Mein Sohn ist gestorben. Wie konnte das nur passieren? Wie soll ich so weiterleben? Was kann ihn ersetzen? Hätte ich etwas anders machen müssen? Hätte ich das verhindern können? Ich brauche etwas, was diese Lücke füllt und diesen Schmerz lindert.* Und da kam ein Neugeborenes.

Erinnern wir uns an die Kontrollüberzeugungen. Was glaube ich, wo die Kontrolle für die Ereignisse in meinem Leben liegt? Der Vater von Frau D. schob die Kontrolle und damit die Verantwortung nach außen. Auf einen Gott, der ihm Ersatz lieferte für seinen Verlust. Doch Gott schickte ihm eine Tochter. Und diese Tochter wurde unbewusst verantwortlich gemacht für diesen Schmerz, den ihr Vater fühlte. Nicht weil sie etwas für den Tod des Bruders oder den Schmerz des Vaters konnte. Sie war schließlich noch nicht einmal auf der Welt, als ihr Bruder starb. Sondern weil sie ihrem Vater den Schmerz nicht nehmen konnte. Er erwartete Ersatz für seinen Verlust und Linderung für seinen Schmerz. Und wurde enttäuscht.

Für Frau D. ist dabei nur wichtig zu verstehen, dass sie niemals das Problem war. Dass niemals etwas falsch an ihr war und sie auch nicht zur falschen Zeit geboren wurde. Ihr wurde eine unglaublich schwere Last und Verantwortung für ein Ereignis übertragen, das vor ihrer Geburt geschah. Sie fühlte den Schmerz und die Schuld, die nicht ihre waren und vor denen sie eigentlich hätte verschont bleiben müssen. Darauf hätte sie ein Recht gehabt. Jedes Kind hat ein Recht auf Unversehrtheit. Ihr Vater allerdings nahm ihr dieses Recht, indem er die Verantwortung für seinen eigenen Schmerz auf sie übertrug.

Ich werde nicht müde, Selbstverantwortung zu propagieren. Denn durch Selbstverantwortung lassen sich derart ungesunde Dynamiken unterbrechen. Hätte ihr Vater die Verantwortung für seinen eigenen Schmerz und die Linderung dessen übernommen, dann hätte er seine Tochter dafür nicht missbrauchen müssen. Natürlich hätte er sich dafür auch Unterstützung holen können. Niemand muss allein mit seinem Schmerz sein. Aber insbesondere Eltern mit einer Fürsorgepflicht für ihre Kinder sind angehalten, ihren Schmerz niemals an ihren Kindern auszulassen. Denn hier beginnt ein Kreislauf aus Missbrauch, der so schnell nicht endet, wenn nicht eines der Kinder oder Enkelkinder anfängt, den Kreislauf zu unterbrechen, indem es sich diese Dynamik bewusst macht. Frau D. tat dies endlich.

Ihre hinderlichen Annahmen über sich selbst haben sie in eine missbräuchliche Ehe gebracht. Sie dachte schon vor der Ehe, dass sie keine sichere Bindung verdient hatte, dass sie nicht liebenswert sei und im Grunde eine Enttäuschung sei. Ihr Ehemann bestätigte durch seinen emotionalen Missbrauch diese Annahmen. *It's a match.*

Doch dann war da dieser andere Mann, der Tourist, die Liebe ihres Lebens. Nachdem ich ihre Geschichten aus ihrer Kindheit hörte, war ich so unfassbar froh für sie, dass sie durch diesen einen Mann wenigstens einmal in ihrem Leben eine positive Bindungserfahrung machen konnte. Allerdings hat sie dabei ihren Ehemann betrogen und viele Menschen finden das sicherlich verwerflich. Aber ich bin keine Moralistin. Ich urteile nicht über ihre Erlebnisse und Entscheidungen. Aus therapeutischer Sicht ist diese Erfahrung mit diesem Mann unglaublich wertvoll. Die erste Bindungserfahrung mit einem Mann war die mit ihrem Vater. Die war instabil und von emotionalem Missbrauch geprägt. Danach machte sie bis zur Ehe keine positiven Bindungserfahrungen mit Männern. Und auch ihre Ehe konnte die instabilen Bindungserfahrungen nicht korrigieren. Im Gegenteil, ihr Ehemann bestätigte sie nur weiter. Der erste Mann, der es schaffte, ihr eine positive und damit korrigierende Bindungs- und Beziehungserfahrung zu geben, war dieser

Tourist. Die Liebe ihres Lebens, von der sie aber sicher war, dass sie sie im Grunde nicht verdient hatte. Denn sie war ja nicht liebenswert. Denn sie war ja eine Enttäuschung. Eine Last. Und schuldig. Ein schlechter Mensch. Wie sie glaubte.

Das ist wirklich spannend: Wir können noch so schöne Erfahrungen machen, aber wie wir sie letztendlich bewerten, entscheidet, welche Glaubenssätze sie langfristig erzeugen oder bestätigen. Frau D. nutzte ihre positive Liebeserfahrung nicht als Korrektur ihrer Annahmen. Sie formte daraus nicht den Glaubenssatz »Ich bin doch liebenswert« oder »Ich habe Liebe verdient«. Sondern sie nutzte die Erfahrung, so schön sie auch war, als Bestätigung ihrer hinderlichen Glaubenssätze. Weil ich Ehebruch begangen habe, *bin ich ein schlechter Mensch.* Weil dieser Mann wieder weg ist, *habe ich Liebe nicht verdient.* Mein Mann misshandelt mich, *weil ich eine Enttäuschung bin.*

Das heißt also, es reicht nicht, positive Erfahrungen im Leben zu machen, wir müssen sie auch dementsprechend bewerten. Wir könnten an einem Tag mehrere Hundert angenehme Erfahrungen machen, über die wir positive Gedanken und Annahmen formulieren und die sich dementsprechend aufeinander ablagern und sich zu einem positiven Glaubenssatz formen. Aber in der Regel tun wir das nicht. Wir beachten diese Erfahrungen kaum, sondern sehen sie als selbstverständlich. Geht aber einmal etwas schief, dann richten wir besonderen Augenmerk auf diese Situationen und bewerten sie eher stark.

- Also ist die erste Frage, die sinnvoll erscheint, wenn man neue und positive Glaubenssätze formulieren möchte: Wo liegt mein Fokus?
- Worauf achte ich?
- Wie bewerte ich Situationen in meinem Alltag?

- Wofür bin ich heute dankbar?
- Was hat mich heute besonders gefreut?
- Was nehme ich als selbstverständlich, worüber ich mich eigentlich täglich freuen könnte?

Ein weiterer wichtiger Aspekt beim Formulieren neuer Glaubenssätze ist die Frage, wie mild oder streng wir mit uns selbst sind. Tatsächlich habe ich kaum einen Menschen im Rahmen der Psychotherapie erlebt, der besonders mitfühlend mit sich selbst war. In der Regel sind die meisten Menschen, die mir in meiner Praxis begegnen, eher streng und kritisch mit sich selbst. Was zum großen Teil daran liegt, was sie über sich selbst gelernt haben und immer noch glauben. Daher ist es nicht besonders hilfreich, diese Menschen einfach vom Gegenteil überzeugen zu wollen. »Du bist liebenswert! Erzähl dir das jetzt selbst, dann wird das schon.« Wenn ich die stark verinnerlichte Überzeugung habe, dass ich nicht liebenswert bin, dann wird ein vor dem Spiegel aufgesagtes »Ich bin liebenswert« auch nichts daran ändern. Wie soll ich mir das bitte selbst glauben?

Langfristig bringt uns ein nüchterner Blick auf einer Metaebene besser zum Ziel. Wie im vorherigen Kapitel beobachten wir uns also selbst, schauen uns an, was wir denken, analysieren und hinterfragen unsere Gedanken und die Annahmen dahinter und überprüfen sie auf ihren Wahrheitsgehalt. Dies dient dazu, die alten, hinderlichen Glaubenssätze zu destabilisieren und langfristig zu verändern. So weit, so gut.

Um allerdings neue, hilfreiche Glaubenssätze zu bilden, bedarf es einer weiteren Strategie. Wir beobachten uns weiterhin im Alltag und analysieren unsere Gedanken.

- Warum denke ich das gerade?
- Warum denke ich so über mich?

Allerdings mit dem gezielten Blick auf das Selbstmitgefühl.

- Wie mitfühlend ist dieser Gedanke gerade?
- Wie mitfühlend bin ich mit mir selbst?
- Wie gehe ich mit mir selbst um?
- Wie gut sorge ich für mich?
- Wie gehe ich mit meinen Bedürfnissen um?
- Warum bin ich gerade so streng zu mir?

Dabei kann es hilfreich sein, die Perspektive zu wechseln. Was würdest du einer guten Freundin/einem guten Freund raten, wenn sie oder er in einer ähnlichen Situation stecken würde?

- Wenn deine Tochter oder dein Sohn dir sagen würde, dass er oder sie glaubt, unwichtig zu sein, und die eigenen Bedürfnisse ständig zurückstecken würde, was würdest du ihr oder ihm raten?
- Wenn du einen Film mit dieser Handlung (deines Lebens) siehst, was würdest du dir für die Protagonistin wünschen?
- Warum gehst du mit dir selbst anders um als mit anderen? Warum bist du mit anderen gütiger als mit dir selbst?

Wenn wir bewusst die Perspektive wechseln, schaffen wir eine emotionale Distanz zu uns und unserem »Problem«.

Die Distanz kann uns helfen, die Lösungen klarer zu sehen. Denn in der Regel gehen wir mit anderen (vor allem geliebten) Menschen deutlich milder und mitfühlender um als mit uns selbst. Für Frau D. war es beispielsweise hilfreicher, sich selbst aus der Perspektive des Mannes zu sehen, von dem sie Liebe erfahren hat, und dann mitfühlender mit sich selbst zu sein. Denn sie konnte mit liebenden Augen auf ihre Situation schauen. Sie veränderte also den

Filter ihrer Wahrnehmung. Wenn sie durch ihren eigenen Filter geschaut hätte, wäre es der Glaubenssatz »Du bist ein schlechter Mensch« gewesen. Unsere Glaubenssätze fungieren wie Filter, die sich auf unsere Wahrnehmung legen. Wenn ich glaube, dass ich ein schlechter Mensch bin und dafür bestraft werden muss, dann kann ich nicht mitfühlend mit mir selbst sein. Es widerspricht sich. Es ist inkohärent.

Nutze ich aber die Strategie, durch die Brille einer anderen Person, die besonders mitfühlend mit mir umgeht, mich selbst zu betrachten, dann kann ich mich – vielleicht zum ersten Mal in meinem Leben – selbst liebevoll betrachten.

Sich selbst liebevoll betrachten, ist also Übungssache. Wir müssen es erst lernen, wenn wir nicht das Glück hatten, dass unsere Eltern oder ersten wichtigen Bindungspersonen uns durch eine liebevolle Sicht betrachtet haben. Wenn sie uns nicht beigebracht haben, dass wir liebenswert sind, woher sollen wir es dann wissen? Und wenn sie uns stattdessen beigebracht haben, dass wir eine Enttäuschung sind oder nichts wert sind, dann glauben wir das zunächst. *Zunächst.* Denn ab hier kommt wieder die Selbstverantwortung ins Spiel. Ab hier übernehmen wir selbst die Verantwortung für das, was wir über uns glauben wollen. Was immer auch andere uns über uns glauben lassen wollen – wir entscheiden, was wir davon annehmen und welche neuen Annahmen über uns wir formulieren wollen.

Das heißt aber auch, die Verantwortung für Rollen abzugeben, die uns nicht zustehen. Wir sollten niemals unsere eigenen Richter:innen sein und noch weniger uns selbst bestrafen. Wenn wir glauben, wir wären besonders gerecht, so sind wir meistens besonders streng. Allein das Prinzip des:r Richter:in und der Strafen in Bezug auf sich selbst ist problematisch. Wir sind Menschen. Wir treffen gute und weniger gute Entscheidungen. Ob eine Entscheidung gut und richtig war, stellt sich meistens erst einige Zeit später raus – wenn überhaupt. Manchmal erscheint eine Entscheidung schlecht, weil sie schwere Konsequenzen auslöst. Doch langfristig kann gerade das besonders hilfreich gewesen sein. Es geht nicht darum, hinter allem, was geschieht, einen höheren Sinn zu vermuten und finden zu wollen.

Die Antwort auf den Sinn des Lebens steckt schon in der Frage: leben. Der Sinn des Lebens ist es zu leben. Der Sinn des Sterbens ist zu sterben. Alles, was dazwischen ist, können wir theoretisch mit Sinn füllen, müssen es aber nicht. Wir können es auch einfach als das bewerten, was es ist: das Leben. Es geschieht und ich lasse es geschehen. Wir haben zu einem gewissen Teil Kontrolle und ein anderer Teil der Kontrolle liegt außerhalb von uns. Was ich tatsächlich ziemlich gut finde. Stellen wir uns mal vor, wir Menschen mit unserer Strenge und Härte uns selbst gegenüber würden das gesamte Leben unter Kontrolle haben. Wir könnten uns täglich selbst daran hindern, wundervolle Erfahrungen zu machen, die oft einfach so geschehen, ohne dass wir sie geplant oder vorbereitet hätten – ja, nicht einmal an sie gedacht hätten. Dieser spontanen Erfahrungen würden wir uns berauben.

Den Teil, den wir unter Kontrolle haben, können wir aber aktiv nutzen, indem wir den Filter für unsere Wahrnehmung beeinflussen. Also unsere Glaubenssätze verändern.

- Was will ich über mich denken?
- Was will ich über mich glauben?
- Wie will ich mich dabei fühlen?

Wichtig ist dabei, sich auch eine neue Realität vorzustellen. Dazu können wir in belastende Situationen zurückgehen, diese anhand des ABC-Modells analysieren und dann ein alternatives Ende für die jeweilige Situation überlegen. Wenn ich in der Situation von der Prämisse »Ich bin liebenswert« ausgegangen wäre, wie hätte ich mich dann verhalten?

- Was hätte ich stattdessen gedacht?
- Wie hätte ich mich dabei gefühlt?
- Was verändert diese Annahme in meinem Leben?
- Wie fühlt sich diese neue Realität in meiner Vorstellung an?

Die kinderlose Mutter
Kollektive Glaubenssätze

»Warum sind Sie hier?«, fragte ich Frau K., nachdem sie sich im mir gegenüberliegenden Sessel niederließ. Und noch bevor sie ein Wort sagen konnte, fing sie an zu weinen. Sie entschuldigte sich zwischen einem Schniefen und einem Schluchzen, brauchte aber einen Moment, um sich zu fangen. In diesem geschützten Raum der Therapie lernen die meisten Patient:innen sehr schnell, dass sie sich nicht für ihre Gefühle entschuldigen müssen. Da gibt es keine Schuld, die beglichen werden muss. Gefühle werden nicht bewertet und schon gar nicht verurteilt. Jedes Gefühl ist jederzeit willkommen und sendet eine wichtige Botschaft.

Frau K. war etwa Mitte dreißig, Bürokauffrau, in einer festen Partnerschaft lebend und kinderlos. Sie schien so belastet zu sein, dass sie unheimlich dankbar war, dass ihr jemand bedingungslos zuhörte. Sie brauchte gerade genau das. Ich war mir nicht einmal sicher, ob sie überhaupt eine Antwort von mir wollte. Zumindest zu Beginn wollte sie einfach nur gehört und gesehen werden.

Sie erzählte mir, wer sie war und was sie ausmacht, wie sie lebt und wen sie liebt. Stabiles soziales Umfeld, sicherer Arbeitsplatz, feste und unterstützende Partnerschaft, unauffällige Kindheit und Jugend. Nach außen hin: ein ganz normales, gutbürgerliches Leben. Vielleicht etwas unaufgeregt, aber dafür solide.

Was war also das Problem?

»Es fehlt etwas«, sagte sie.

Und da ahnte ich es schon. *Natürlich. Kinder.*

»Ich kann keine Kinder kriegen. Wir haben schon alles durch: Gynäkologie, Kinderwunschklinik, verschiedene Spezialisten, künstliche Befruchtung und den ganzen Kram. Es hat nichts gebracht. Zweimal wurde ich zwar schwanger, aber es waren beides Fehlgeburten. Ich war innerhalb der letzten sechs Jahre bei so vielen Ärzten und mittlerweile sagen mir alle dasselbe. Nämlich, dass nun alles ausgeschöpft ist. Die sind auch mit ihrem Latein am Ende. Zaubern kann man da halt nicht. Von weiteren Befruchtungen wurde mir dringlichst abgeraten. Ich könnte zwar noch ins Ausland gehen und es dort versuchen, aber ich kann auch nicht mehr. Und es ist auch einfach viel zu teuer. Wir haben schon Kredite deswegen aufgenommen. Es macht mich psychisch fertig. Ich bin komplett am Ende. Ich will einfach nur ein Kind haben, aber ich krieg's nicht. Mein Körper macht einfach nicht mit. Ich bin schon an dem Punkt, dass ich denke: Okay, vielleicht soll es einfach nicht sein. Vielleicht sollst du keine Mutter sein.« Sie weinte bitterlich.

Ein unerfüllter Kinderwunsch ist tatsächlich ein erheblicher chronischer Belastungsfaktor, der von Außenstehenden oft unterschätzt wird. Vor allem auch die künstlichen Befruchtungsversuche sind einerseits psychisch belastend, denn man schwimmt in einem Gefühlscocktail aus Hoffnung, Erwartungen, Angst, Enttäuschung, Wut hin und her und auch die Hormonbehandlung wirkt sich stark auf die psychische Befindlichkeit aus. Andererseits ist diese Prozedur natürlich körperlich belastend und sie dauert lange an, sodass hier von einem chronischen Stressor gesprochen werden kann. Nicht selten schleichen sich dann depressive Symptome ein, die den ganzen Prozess nur noch weiter erschweren.

Für Außenstehende, die nicht betroffen sind, ist das oft nicht ganz nachvollziehbar. Die Reaktionen reichen von Mitleid – »Ach, die Ärmste kann keine Kinder kriegen« – zu pragmatischen Lösungsversuchen: »Es gibt doch genug Waisenkinder auf der Welt, dann adoptier halt eins!« Beides wollen die Betroffene nicht hören, beides hilft ihnen nicht im Geringsten. Es ist tatsächlich zunächst ein unlösbares Problem. Eine Frau möchte ein eigenes, leibliches Kind, aber kann es nicht haben. Natürlich gibt es Kompromisse (Adoption, Pflegemutter, Leihmutter, Stiefmutter etc.), aber es sind eben »nur« Kompromisse und nicht die eigentliche Lösung des eigentlichen Problems. Es ist für die Betroffenen wichtig, dass genau das anerkannt wird und die Gefühle, die dieses unlösbare Problem in ihnen auslöst, akzeptiert werden.

Natürlich darf diese Frau wütend, traurig oder enttäuscht darüber sein. Im Prinzip verhält es sich hier ähnlich wie bei dem Verlust/Tod einer nahestehenden Person – nur dass dieses Baby noch nicht auf der Welt ist und niemals sein wird. Das darf betrauert werden! Das ist nicht irrational oder »verrückt«.

»Ich kann mit keinem mehr darüber reden. Mein ganzer Freundeskreis ist schon genervt. Sie verstehen es einfach nicht und schicken mir nur noch Links von Adoptionsunternehmen aus dem Ausland. Ich weiß verdammt noch mal, dass es diese Möglichkeit gibt! Ich bin doch nicht bescheuert! Als hätte ich nicht zehntausendmal darüber nachgedacht. Und wahrscheinlich werde ich es auch am Ende tun, aber ich habe einfach grad keine Kraft mehr. Die verstehen nicht, wie anstrengend das alles ist. Und eine Adoption ist auch kein Zuckerschlecken. Das ist genauso nervenaufreibend und oft enttäuschend«, erzählte Frau K. und der Gefühlscocktail aus Wut, Enttäuschung und tiefer Traurigkeit füllte den ganzen Raum, während sie sprach.

Ich nickte. »Was würden Sie tun, wenn Sie jetzt die Kraft hätten?«

Sie seufzte laut und beruhigte sich dadurch. »Wenn ich die Kraft hätte, würde ich mich erst mal ausruhen. Das klingt paradox, ne?« Sie schmunzelte etwas.

Nein, gar nicht. Das ist sogar sehr logisch. Frau K. war so getrieben und rastlos von der ganzen Raserei an Gedanken und Sorgen in ihrem Kopf, dass sie einfach nur erschöpft war. Aber gleichzeitig hörten die Sorgen und der Gedankenstrom nicht auf. Sie würde sich also ausruhen, wenn sie die Kraft hätte. Die Kraft, diese Gedanken zu stoppen, die Kraft, diese unlösbare Situation zu akzeptieren, die Kraft, sich von einem tiefen Wunsch zu verabschieden. Das ist kein einfacher Prozess und erfordert Kraft. Und so paradox es auch klingen mag, erfordert es manchmal ganz schön viel Kraft, sich ausruhen zu können.

Probleme oder Herausforderungen des Lebens, für die es keine wirkliche Lösung gibt, begegnen uns oft in der Psychotherapie. Wären sie lösbar, würden die Menschen nicht an ihnen verzweifeln und uns aufsuchen. Auf den sich scheinbar anbietenden Kompromiss »Adoptivkind« kommt jeder Mensch, der in dieser Lage ist, von allein. Darum geht es aber nicht. In der Psychotherapie geht es nicht darum, eine Lösung oder einen Kompromiss für ein Problem zu finden, und auch nicht darum, mit ein paar nett gemeinten Ratschlägen um sich zu werfen. Es geht vielmehr darum, einen Weg zu finden, der noch nicht beschritten wurde. Wie kann ich damit umgehen, niemals die Mutter meines leiblichen Kindes zu sein? Wie kann ich mich von diesem Wunsch verabschieden? Wie kann ich ein Leben ohne die Erfüllung dieses Wunsches ertragen? Wie akzeptiere ich das Unvermeidliche?

Frau K. sagte in einer Sitzung: »Ich will doch einfach nur eine Mutter sein!«

Diese Aussage brachte mich zum Nachdenken. Ab wann sind wir Mütter (oder auch Väter)? Was macht aus Menschen Eltern?

Was macht aus einer Frau eine Mutter?

Was macht aus einem Mann einen Vater?

Wir gehen oft unbewusst ziemlich automatisch davon aus, dass nur die Befruchtung einer Eizelle durch die Spermien und das Heranreifen des Embryos in der Gebärmutter sowie das Austragen des Säuglings Menschen zu einer Mutter oder einem Vater befördert. Aber was ist dann mit den alternativen Familienkonzepten? Was ist mit homosexuellen Paaren, mit nicht-binären Paaren? Mit Frauen ohne Gebärmutter, mit Männern ohne Zeugungsfähigkeit? Wenn diese Menschen auf alternativen Wegen Kinder bekommen, sind sie dann weniger Eltern? Wenn Menschen elternlose Kinder adoptieren und ihnen ein Heim geben, sind sie dann weniger Mutter und weniger Vater? Sind diese Kinder weniger ihre Kinder?

Wir definieren die Mutterschaft oder auch Vaterschaft sehr biologisch, obwohl sie doch viel eher eine ausgeprägte soziale Komponente hat. Mütterliche oder väterliche Gefühle können auch Menschen haben, die keine leiblichen Kinder haben. Menschen ohne leibliche Kinder, die nie die biologische Erfahrung einer Befruchtung oder des Austragens eines Kindes am eigenen Leib gemacht haben, können sich ebenso in einer sozialen Mutterrolle oder Vaterrolle wiederfinden wie alle anderen auch.

Die biologische Fähigkeit, ein Kind zu bekommen, macht Menschen nur zu biologischen Eltern. Die soziale Rolle als Mutter oder Vater müssen sie dennoch erlernen. Und leider scheitern auch einige Eltern genau daran. Denn Fakt ist, es gibt Mütter und Väter, die ihren Kindern körperlich und/oder emotional wehtun, sie misshandeln und sogar ermorden.

Unterscheiden wir erst mal zwischen der biologischen und der sozialen Ebene des Elternseins, erhalten wir ein realistischeres Bild. Wir verabschieden uns damit von der romantisierten Vorstellung der Mutter oder des Vaters und erkennen, dass diese Rollen zunächst für jeden Menschen gemacht sind. Sie sind erlernbar und nicht nur Menschen mit der biologischen Fähigkeit, Kinder zu zeugen und auszutragen, vorbehalten.

Auch das hat mit der Arbeit an den eigenen Glaubenssätzen zu tun. Nicht selten schwirren in unserem Unterbewusstsein alte Annahmen wie diese herum: »Nur eine fruchtbare Frau ist eine echte Frau«, »Nur eine Mutter kann wissen/spüren ...«, »Ein Mann, der nicht zeugen kann, ist unmännlich«, »Nur Mann und Frau können Eltern sein«.

Auch wenn viele von uns im 21. Jahrhundert nicht mehr überzeugt von diesen Annahmen sind, so sind sie dennoch oft in unseren Glaubenssätzen verankert. Oft fällt das erst auf, wenn sie anfangen, Probleme zu machen.

Denn wenn ich unbewusst überzeugt davon bin, dass ich nur als biologische Mutter eine »echte Mutter« sein kann, und sich dann herausstellt, dass ich unfruchtbar bin, dann ist dieser Umstand für mich natürlich kaum zu ertragen.

Aber kann ich deshalb wirklich keine Mutter sein?

Schließt die körperliche Unfähigkeit, ein Kind zu zeugen oder zu gebären, mich automatisch davon aus, eine Mutter oder ein Vater werden zu können?

Ich glaube nicht. Aber was wollte Frau K. glauben?

Wir hinterfragten ihre Glaubenssätze und die Geschichten, die sie sich über das Muttersein erzählt hatte. Wir hinterfragten die Geschichten, die ihr erzählt worden sind. Wir hinterfragten auch die Geschichten, die einfach immer da waren, die aber bisher niemand ausgesprochen oder hinterfragt hatte. Annahmen, die einfach so übernommen werden.

Wie zum Beispiel: »Nur wer ein Kind geboren hat, weiß, wie es ist, eine Mutter zu sein.«

Nachdem Frau K. bereit war, sich vollständig von dem Wunsch, ein eigenes Kind auszutragen, zu verabschieden und sich genug Zeit für die Trauer genommen hatte, konnten wir über alternative Familienmodelle sprechen.

Frau K. entschied sich, den nicht weniger anstrengenden Weg der Adoption zu gehen. Nach etwa einem Jahr behördlicher Prozedur und vielen Rückschlägen auf diesem Weg hatte sie es tatsächlich geschafft: Sie war Mutter.

»Wissen Sie, es ist so wundervoll, die Kleine aufwachsen zu sehen. Ich bin völlig hin und weg und könnte gar nicht glücklicher sein!«, sagte sie, als wir uns in ihrer Elternzeit wiedersahen.

»Sie sagten einmal: *›Ich will doch nur Mutter sein!‹* Haben Sie das Ziel also erreicht?«, fragte ich sie.

»Oh ja! Ich hätte das wirklich nicht erwartet, dass es sich genau so anfühlt. Gut, ich habe ja nicht den Vergleich mit einem leiblichen Kind. Aber, wissen Sie, wenn ich das so sage: leibliches Kind. Dann tut das wirklich weh. Es zerreißt mir das Herz.«

»Was genau daran?«

»Dass ich angenommen habe, dass ich dieses wundervolle Kind nicht so lieben könnte wie ein leibliches. Es ist mein leibliches. Ich weiß, dass es biologisch nicht korrekt ist, aber es ist – vom Gefühl her – mein leibliches Kind. Mein Ein und Alles. Wenn ich jetzt doch schwanger werden würde und ein Kind kriegen würde, ich könnte kein Unterschied zwischen den beiden Kindern machen. Ich bin Mutter dieses Kindes. Ich habe mich für dieses Kind entschieden und ich habe mich für das Muttersein entschieden.«

»Glauben Sie, dass es so funktioniert? Man entscheidet sich dafür und ist dann *Mutter*?«, fragte ich sie.

»Ich hätte es vorher niemals gedacht. Aber ja, ich weiß es jetzt. Es ist keine Entscheidung der Gebärmutter, sondern des Herzens.«

»Das haben Sie wirklich schön gesagt«, validierte ich sie.

Und noch schöner war, dass sie es wirklich so meinte. Sie sprach genau das aus, was sie fühlte.

Ich dachte lange über ihre Worte nach.

Ich weiß, dass das jetzt ihre Geschichte und ihre Wahrheit ist. Ich weiß nicht, ob diese Wahrheit für die Allgemeinheit angewendet werden kann. Ich weiß nicht mal, ob sie für mich angewendet werden könnte. Ich habe ein leibliches Kind und kann mir eine Lebensrealität ohne dieses Kind nicht mehr vorstellen. Ich weiß auch nicht, was ich getan hätte, wenn ich einen unerfüllten Kinderwunsch gehabt hätte.

Aber ich weiß, dass es viele elternlose Kinder auf der Welt gibt, die sicher glücklich wären, wenn sich ein Mensch bewusst dafür entscheidet, die Mutter oder der Vater dieser Kinder sein zu wollen.

Es gibt aber auch viele Kinder mit Eltern da draußen, deren Eltern sich leider nie bewusst dazu entschieden haben, Mutter oder Vater dieser Kinder zu sein. Auch sie leiden. Sie sind zwar keine Waisen und haben leibliche Eltern und doch wachsen sie ohne elterliche Liebe und Fürsorge auf. Reine Biologie macht also nicht automatisch *Eltern*.

Das unterstützt die These, dass das Mutter- oder Vatersein eine bewusste Entscheidung ist. Keine Entscheidung der Gebärmutter, der Eizelle, der Spermien, sondern eine bewusste Entscheidung des Herzens.

An diesem Punkt können die meisten Menschen noch mitgehen und stimmen den Aussagen gerne zu. Aber sobald weniger traditionelle Rollenbilder ins Spiel kommen, wird es problematisch. Denn dann stoßen wir auf alteingesessene, kollektive Glaubenssätze der Gesellschaft.

Wenn ein Paar, bestehend aus Mann und Frau, sich aus einem unerfüllten Kinderwunsch heraus für eine Adoption entscheidet, erhält sie von der Gesellschaft eine merkwürdige Mischung aus Mitleid und Bewunderung.

Wenn ein Paar, bestehend aus zwei männlich wahrgenommenen oder zwei weiblich wahrgenommenen Menschen oder auch in einer der vielen anderen möglichen Kombinationen, die nicht dem traditionellen Familienbild der Mehrheitsgesellschaft entsprechen, ein Kind adoptieren, ist der Aufschrei der Gesellschaft groß.

Aussagen wie »Das hätte es früher nicht gegeben!« oder »Das ist doch nicht normal!« sind dabei vergleichsweise harmlos. Aber warum ist das eigentlich so? Was ist eigentlich *normal* und wer definiert es?

Die Norm ist ein dynamisches Konstrukt, was immer nur die Mehrheit abbildet. Wenn die Mehrheit traditionelle Familienkonstrukte lebt, dann ist das die Norm. Aber bedeutet es, dass sich die gesamte Menschheit innerhalb der Norm bewegen muss? Und dass ein Leben außerhalb der Norm nicht möglich sein darf oder gar verhindert werden muss?

Wir treffen hier auf kollektive Glaubenssätze, die wir nie aktiv hinterfragt haben, weil wir keinen Anlass dazu sehen, solange es uns nicht betrifft.

Solange wir uns innerhalb der Norm – welcher auch immer – bewegen, ecken wir nicht an. Unsere Glaubenssätze passen zu denen der Norm und wir haben keinen Grund, an kollektiven Glaubenssätzen zu arbeiten oder gar neue zu formulieren.

Sobald wir aber in irgendeinem Bereich nicht mehr zur Norm zählen, beispielsweise aufgrund unserer Familienkonstellation, unseres Geschlechts, unserer sexuellen Identität, unserer Hautfarbe oder unserer ethnischen Zugehörigkeit, ecken wir mit unseren Glaubenssätzen an die kollektiven Glaubenssätze an. Wir sind plötzlich betroffen. Denn wir gehören nicht mehr zur Norm.

Wir fangen an, eigene Glaubenssätze zu formulieren, die mit den kollektiven Glaubenssätzen nicht übereinstimmen. Das Gefühl der Abgrenzung und der Andersartigkeit müssen wir dann aushalten. Vielleicht bilden sich Parallelgesellschaften, in denen wir uns angenommen und zugehörig fühlen können. Aber für die Mehrheitsgesellschaft sind wir plötzlich nicht mehr normal. *Das ist doch nicht normal!*

Denn *das war schon immer so. Früher hätte es das nicht gegeben.*

Ist das wahr? War das wirklich schon immer so?

Und wenn ja: Macht es das wahr? Nur weil es schon immer so war?

Was ist die kollektive Norm?

Wie verändert sich die kollektive Norm?

Immer über die Mehrheit. Sie verschiebt sich und verteilt sich auf mehr Menschen, wenn mehr Meinungen zugelassen werden. Wenn mehr alternative Lebensmodelle innerhalb der Norm gelebt werden, können sie langfristig ein Teil der Norm sein. Aber dafür müssen gewisse Bedingungen innerhalb der Gesellschaft geschaffen werden. Es muss sicher sein, alternative Lebensmodelle aktiv zu leben.

Wie wir aber anhand der Gender-Debatte sehen, ist es noch lange nicht sicher genug, um alternative Werte und Normen in die Mehrheitsgesellschaft integrieren zu können.

Es ist also nicht damit getan, seine eigenen persönlichen Glaubenssätze zu hinterfragen und zu verändern, wenn es erwünscht und sinnvoll ist. Sondern es gilt auch, die kollektiven Glaubenssätze der Norm, der wir angehören, zu hinterfragen. Bewusst werden uns diese meist erst, wenn wir auf neue oder alternative Lebenskonzepte stoßen und unser erster Gedanke »Das ist doch nicht normal!« oder »Also, das wäre nichts für mich!« ist. Interessanterweise gehen wir einfach sofort davon aus, dass das, was wir da sehen oder erleben, nicht normal sei und es nichts für uns wäre. Wie oft sich da Menschen schon geirrt haben.

- Wie komme ich darauf, dass das nicht normal sei?
- Warum glaube ich, dass das niemals was für mich wäre?
- Wie kann ich diese Annahme überprüfen?
- Habe ich es jemals ausprobiert?
- Woher kommt diese Annahme? Wer hat sie mir vielleicht schon vorgelebt?
- Und vor allem: Was weiß ich überhaupt darüber und was will ich *glauben*?

»Die Zeit der anderen Auslegung wird anbrechen,
und es wird kein Wort auf dem anderen bleiben.«

Rainer Maria Rilke

Der Tyrann, der keiner war
Glaubenssätze und Familiensystem

Als ich Herrn F. das erste Mal sah, war ich tatsächlich etwas eingeschüchtert. Er war ungefähr fünf Köpfe größer als ich und mindestens viermal so breit. Auf den ersten Blick hätte er zu einem zwielichtigen Rocker-Club gehören können. Tatsächlich hatte er auch eine Motorrad-Cliquen-Vergangenheit, wie ich später erfuhr. Bei unserer ersten Begegnung trug er eine (in meiner Wahrnehmung *gigantisch große*) schwarze Lederjacke und eine blaue Jeanshose.

Später fiel mir auf, dass er diese beiden Teile bei jedem unserer Gespräche trug. Scheinbar waren das auch die einzigen beiden Teile, die er in seiner Größe gefunden hatte und sich auch leisten konnte. Er bezog nämlich Hartz IV und lebte sehr sparsam.

Herr F. wurde vor einer Woche aus der psychiatrischen Klinik entlassen. Laut seiner Schilderung war er eingewiesen worden, weil er eines Abends auf das Dach eines Hauses geklettert war und durch einen Sprung sein Leben beenden wollte.

»Ich wollte gerade runterspringen. Dann habe ich es mir anders überlegt und bin wieder reingeklettert. Ich habe Angst vor mir selbst bekommen und habe 112 angerufen. Die haben mich dann in die Klinik gebracht. Ich war acht Wochen in der Klinik und bekomme jetzt Tabletten gegen die Depressionen. Jetzt geht's mir schon viel besser, aber mir wurde angeraten, trotzdem eine ambulante Therapie zu machen. Daher bin ich hier«, erklärte er.

»Das ist natürlich sehr sinnvoll. Aber *möchten* Sie auch eine ambulante Psychotherapie machen?«, fragte ich ihn, um die Therapiemotivation zu klären.

»Ja, auf jeden Fall. Ich bin immer so alleine. Es tut mir gut zu reden. Ich habe außerdem Angst, dass ich so was Dummes noch mal machen könnte. Ich habe in dem Moment echt Angst vor mir selbst bekommen.«

»Hatten Sie das schon mal? Angst vor sich selbst?«, wollte ich wissen.

Er dachte kurz nach. »Ja, beim Entzug.«

Herr F. war seit seinem vierzehnten Lebensjahr alkoholabhängig. Mit neun Jahren habe er schon angefangen zu trinken, allerdings nicht aus freien Stücken. Seit drei Jahren war er trocken. Zum ersten Mal seit seiner Alkoholabhängigkeit. Ich war beeindruckt. Schwer beeindruckt. »Wie kam es dazu, dass Sie mit vierzehn Jahren in die Abhängigkeit rutschten?«

»Durch meinen beschissenen Vater«, sagte er rasch. »Das Arschloch hat mich schon mit neun Jahren abgefüllt. Er sagte, wenn ich das Bier nicht trinke, wäre ich kein echter Mann. Er war ein Drecksschwein und starker Alkoholiker. Er trank eigentlich immer. Wenn er mal wieder einen zu viel hatte oder beim Zocken Geld verloren hatte, kam er mitten in der Nacht nach Hause und weckte uns. Er jagte uns aus unseren Betten und schlug mich und meinen Bruder windelweich. Eine meiner Schwestern nahm er dann mit in den Keller und vergewaltigte sie. Ich habe mit meinen Schwestern nie darüber geredet, aber wir wissen alle, was passiert ist.

Meine Mutter war arbeiten, damit wir was zu essen auf dem Tisch hatten und um seinen Alkohol zu finanzieren. Wenn er seinen Schnaps nicht bekam, prügelte er sie grün und blau.«

»Was ist aus ihnen geworden? Ihren Geschwistern und Eltern? Haben Sie noch Kontakt?«, fragte ich.

»Das Arschloch ist an Leberzirrhose verreckt, als ich sechzehn war. Zu meinen Schwestern habe ich Kontakt. Wir treffen uns alle zwei Wochen auf einen Kaffee bei meiner ältesten Schwester. Beide sind verheiratet und haben Kinder, aber beide haben auch Arschlöcher als Männer. Ich sage denen immer, dass sie die verlassen sollen, aber sie tun es nicht. Na ja, und mein Bruder, zu dem habe ich keinen Kontakt. Der hat keinen Bock auf uns. Er hat es nämlich raus geschafft. Er hat eine Ausbildung gemacht und arbeitet. Hat Familie. Und ein Haus. Dem geht's gut. Aber wir passen da wohl nicht mehr rein«, sagte er schnippisch.

»Und Ihre Mutter?«, wollte ich noch wissen.

Er stockte. Er vermied es, über sie zu sprechen. Es bereitete ihm Schmerzen. Sichtbare Schmerzen. Er verzog leicht das Gesicht, als er schließlich erklärte: »Sie ist tot. Vor drei Jahren gestorben.«

Warte mal. Stopp. Vor drei Jahren? Als er trocken wurde?

»Sie verstarb, als Sie den Entzug machten?«, fragte ich.

»Na ja, nicht ganz. Ich machte den Entzug, kurz nachdem sie verstorben war«, erwiderte er.

»Warum genau dann? Haben Sie vorher schon einmal versucht, trocken zu werden?«, fragte ich.

»Nein, nie. Ich habe quasi auf der Straße gelebt. Ich hatte meine Jungs, mit denen haben wir viel Scheiße gebaut, aber wir waren auch wie eine große Familie. Wenn ich da aufgehört hätte zu saufen, hätte ich ja meine Jungs verloren. Also meine Familie. Nee, aufhören kam nie infrage. Was hätte ich denn auch sonst tun sollen? Ausbildung? Arbeiten? Wer hätte mich alte Schnapsdrossel denn gewollt?« Er lachte. »Ab vierzehn bin ich nicht mehr regelmäßig zur Schule gegangen. Ich kann nicht mal richtig lesen und schreiben und kann auch sonst nichts besonders gut.«

»Aber jetzt haben Sie keinen Kontakt mehr zu Ihren Jungs?«, wollte ich wissen. Sie schienen ja seine Wahlfamilie gewesen zu sein und damit ein wichtiger Bestandteil seines Lebens. Mit dem Alkohol gab er also auch seine »Familie« auf?

»Leider nicht. Ich überlege immer wieder mal, zu unserer Bank zu gehen. Ich weiß ja, wo ich sie finde. Aber ich trau mich nicht. Wenn ich dahin gehe, werde ich zu neunundneunzig Prozent wieder trinken«, sagte er.

»Und dann? Also, wenn Sie rückfällig werden sollten?«, fragte ich nach. Ich wollte wissen, warum er nicht mehr trank. *Offensichtlich hatte er kaum Vorteile vom Trockensein. Wie hielt er das aus?*

»Dann ist die Mutti enttäuscht«, sagte er leise.

»Sie wollte nicht, dass Sie trinken«, stellte ich fest.

»Genau. Sie wollte immer, dass ich aufhöre. Aber ich hab's nie getan. Als sie starb, habe ich mich zwei Tage später in die Entzugsklinik einweisen lassen.«

»Warum erst, als sie starb?«, fragte ich. *Dann hätte es ja auch egal sein können?*

»Weil sie mich jetzt sehen kann. Also, so von oben, meine ich. Früher hat sie mich nicht gesehen, wenn ich getrunken hatte. Ich war ja mit meinen Jungs. Wenn ich sie besuchen ging, habe ich diese zwei Stunden nichts getrunken.«

»Sie haben also noch nie vor Ihrer Mutter getrunken. Und jetzt, wo Sie nicht mehr kontrollieren können, was Ihre Mutter sieht und was nicht, trinken Sie gar nicht mehr?«, versuchte ich zu verstehen.

»Ja. Genau so ist es. Klingt verrückt, ich weiß. Aber ich kann einfach nicht vor ihr trinken.«

Ich war verblüfft. Damit hatte ich einfach nicht gerechnet. Er hatte sein ganzes Leben lang keinen Grund, mit dem Trinken aufzuhören, und sah auch kein direktes Problem im Trinken. Im Gegenteil: Es war ein fester Bestandteil seines Lebens, und das seit seiner Kindheit. Der Alkohol fand nicht in seinem Leben statt, sondern sein Leben wurde um den Alkohol herum gebaut. Alles richtete sich nach dem Konsum und es gab keinen Funken Problembewusstsein und damit auch keinen Grund, irgendetwas zu verändern.

Zumindest bis seine Mutter starb.

Sicher hätte hier fast jeder vermutet, dass er durch den Verlust seiner Mutter nur noch tiefer in die Abhängigkeit rutschen und das Trinken als Bewältigungsstrategie nutzen würde, um die Gefühle von Trauer und Schmerz zu unterdrücken. Also so, wie er es sonst auch getan hatte. Stattdessen gab er seine Freunde – seine wichtigsten sozialen Kontakte seit seiner Jugend – auf, isolierte sich in seiner Einzimmerwohnung und trank täglich zweieinhalb Liter Cola, »um gegen den Schmacht, also den Trinkdruck, anzukommen«.

Es machte einfach keinen Sinn. Irgendetwas hakte hier noch.

In einer Sitzung sprachen wir sehr intensiv über den Tag, an dem er sich eigentlich das Leben nehmen wollte.

»Warum ausgerechnet dieser Tag?«, fragte ich.

»Es war Muttis Geburtstag. Ich hielt es einfach nicht mehr aus, ohne sie zu sein. Ich wollte bei ihr sein«, sagte er traurig.

»Warum? Was hätten Sie dann getan?«

»Wir wären einfach zusammen gewesen. Sie hätte mit mir geredet, was erzählt, ein bisschen geklönt halt«, erwiderte er.

»Was hat sie denn so erzählt, wenn Sie bei ihr waren?«, fragte ich weiter.

»Ach, so dies und das. Aber sie hat oft auch von früher erzählt. Manchmal haben wir uns deswegen in die Haare gekriegt. Aber ich habe dann schnell abgelenkt. Dann ging's«, sagte er grinsend.

»Weswegen in die Haare gekriegt?«, hakte ich nach.

»Na, wenn sie immer das alte Arschloch in Schutz genommen hat. Dass er doch im Grunde recht hatte und noch ein richtiger Mann war.« Er verdrehte die Augen.

»Und die Gewalt, die sie alle erlebt haben?«, fragte ich verwundert.

»Ja, das blendet sie aus. Also, ich meine, hat sie ausgeblendet. Sie sieht das nicht so tragisch. Ist der Meinung, dass uns das sicher nicht geschadet hat. Man braucht halt mal einen Klaps und so«, sagte er genervt und verdrehte wieder die Augen.

»Und wie ist *sie* mit Ihnen umgegangen?«

»Ja, also, ganz normal eigentlich. Sie war eine gute Mutter. Ganz liebevoll. Nur wenn's um das Drecksschwein ging, waren wir uns nie einig. Sie meinte dann immer, dass ich nur ein Nichtsnutz und Säufer bin und auch bald an der Flasche verrecken werde«, sagte er wieder leicht grinsend. Diesmal war es aber ein eher schmerzvolles Grinsen.

»Ganz schön harte Worte«, bemerkte ich.

»Ach, na ja. Das bin ich gewohnt«, antwortete er trocken.

»Also sagte sie das regelmäßig?«, fragte ich.

»Ja, klar. Ständig«, sagte er nüchtern.

Interessant. Hochinteressant.

Er beschrieb die Beziehung zu seiner Mutter stets als auffällig gut und sehr eng. Sie sei seine wichtigste Bezugsperson gewesen und sei »äußerst liebevoll und immer für ihn da gewesen«. Dass sie ihn bei jeder ihrer Begegnungen beleidigt und herabgesetzt hat, sah er als normal an. Das war *sein Normal.* Er kannte gar keine liebevolle Bindung. Er wusste im Grunde gar nicht, was das ist. Für ihn war alles, was nicht »windelweich prügeln« oder »im Keller vergewaltigen« war, liebevoll.

Mich überkam ein flaues Gefühl im Magen. Das war einfach traurig. Wirklich richtig traurig. Ich dachte darüber tagelang nach und hinterfragte all diese Adjektive, die wir nutzen, um Beziehungen zu beschreiben. Es ist so wichtig, immer zu hinterfragen, was genau das Gegenüber mit diesen Worten meint. *Was bedeutet »lie-*

bevoll« in Ihren Augen? Wie genau hat sie ihre »liebevolle Art« gezeigt?

Und dann sind wir wieder bei den individuellen Wahrheiten, die sich jede:r aus Glaubenssätzen konstruiert. Ich würde sagen, diese Frau war ihrem Sohn gegenüber alles andere als *liebevoll.* Aber wer bin ich schon, das zu beurteilen? Meine Vorstellung von »liebevoller Erziehung« ist einfach eine gänzlich andere als seine. Für ihn war das, was er von seiner Mutter erhalten hat, liebevoll. Mehr Liebe als das gab es für ihn einfach nicht.

Es machte mich betroffen. Nicht nur seinetwegen, sondern weil ich weiß, dass er kein Einzelfall ist. Zu viele Menschen kennen »liebevoll« nur aus Büchern und Filmen und haben daher nur eine ungefähre, theoretische Vorstellung davon. Sie haben es aber gar nicht bis selten am eigenen Leib erlebt. Auch nicht von den Personen, deren Auftrag es eigentlich gewesen wäre, sie sensibel und einfühlsam ins Leben zu begleiten: den Eltern.

Nachdem ich einige Tage (okay, zugegeben: Wochen) über solche und ähnliche Themen nachgedacht hatte, sammelte ich mich allmählich wieder. Denn da war ja noch eine Frage zu klären: Warum zum Teufel wurde dieser Mann nach dreiundvierzig Jahren erfolgreich trocken? Trotz aller Risikofaktoren, die er mitbrachte: Bisher hatte er nicht einen Rückfall. Es war faszinierend.

»Wissen Sie, wenn Sie Ihre Mutter so beschreiben, wie sie da oben im Himmel sitzt und Sie beobachtet, klingt das ja fast schon engelsgleich. Ist das so? Ist Ihre Mutter ein Engel?«, fragte ich naiv.

Er schmunzelte. »Na ja, sicher kein Engel. Aber sie hatte es wirklich schwer im Leben, vor allem wegen dem Drecksschwein. Aber als er starb, war das auch sehr hart für sie. Der Mann im Haus fehlte nun ja. Das waren noch andere Zeiten, wissen Sie«, sagte er nachdenklich.

»Der Mann im Haus fehlte«, sagte ich ebenso nachdenklich. »Was hieß das für *Sie*?«, wollte ich wissen.

»Na ja, ich war der älteste Sohn. Ich musste natürlich meiner Pflicht nachkommen und meinen Vater, ich meine, das Drecksschwein, irgendwie ersetzen. Also halt der Mann im Haus sein, ne«, sagte er, als wäre es selbsterklärend.

»Verstehe. Aber was hieß das denn genau für Sie? Was mussten Sie tun, wo Sie jetzt der Mann im Haus waren?«, hakte ich weiter nach.

»Ich, ja, ich weiß nicht. Also, da gab's jetzt keine Regeln oder so. Eigentlich hat ›der Mann im Haus‹ ja auch nicht richtig was gemacht, außer zu saufen. Und das habe ich ja damals auch schon. Ich zog um die Häuser, baute halt Scheiße, kam betrunken nach Hause. So was halt. Habe aber nie jemanden geschlagen oder so«, erwiderte er.

»Ganz schön schwierige Rolle, die Ihnen da aufgebürdet wurde. Und das in so jungen Jahren«, sagte ich.

Es stimmte ihn nachdenklich. Er verstand, worauf ich hinauswollte.

»Ja«, bestätigte er leise. »Ich wollte es ihr einfach recht machen. Sie brauchte mich. Sie hatte es schon schwer genug.«

»Und als sie starb?«, fragte ich.

Er schwieg, schaute beschämt zum Boden. Er weigerte sich, das Offensichtliche auszusprechen. Also übernahm ich es für ihn: »Da durften Sie aufhören, es ihr recht zu machen.«

Er bestätigte die Aussage mit einem Nicken.

Stille.

Auch ich blieb still. Ich ließ es nachwirken.

Die Geschichte, die er gelebt hatte, war also nicht seine gewesen. Er war dazu missbraucht worden, die Geschichte eines Tyrannen weiterzuleben, damit sie nicht verloren ging. Damit das

Familiensystem nicht zusammenbrach. Damit sich keiner mit den Nachwirkungen der Tyrannei beschäftigen musste. Damit es einfach so weiterging. Das war bequemer für das System. Der Haken an der Sache war aber, dass Herr F. gar kein Tyrann war. Er war alles andere als das. Er war sensibel, ruhig, sanftmütig und konnte keiner Fliege was zuleide tun – auch wenn er wirklich nicht so aussah. Den einzigen Auftrag, den er erfüllen konnte, war das Trinken. Daher wurde er auch immer wieder beleidigt und erniedrigt. Er war in den Augen seiner Mutter ein »Nichtsnutz«, weil er die Aufgabe, die er hatte, nicht zu ihrer vollsten Zufriedenheit erfüllen konnte. Er konnte einfach kein Drecksschwein sein.

Als sie starb, musste er das auch nicht mehr. Er konnte aufhören zu versuchen, den Auftrag zu erfüllen.

Und doch war da immer wieder diese Schuld, die ihn überkam. Die Schuld, dass er nicht weiter versuchte, das Drecksschwein zu sein und es damit seiner Mutter recht zu machen. Diese Schuld schien an besagtem Geburtstag der Mutter ihren Höhepunkt zu erreicht zu haben, weshalb er vor drei Jahren seinen Suizid auch genau an diesen Tag begehen wollte. Was ihn schließlich davon abgehalten hatte, sich das Leben zu nehmen, war er selbst, sein Wille nach einem eigenen Leben.

Nachdem wir seine Biografie ausführlich reflektiert hatten, sagte er einmal: »Ich wollte einfach nicht sterben! Ich dachte aber, dass Mutti es von mir erwartete. Weil das Drecksschwein auch tot war und sie ja auch. Es gab also keinen Sinn mehr für mich zu leben. Keinen Lebensinhalt, weil ich ja nur seine Rolle hatte übernehmen sollen. Das verwirrte mich. Ich dachte halt, wenn die beiden jetzt tot sind, was soll ich dann noch hier?

Aber als ich da saß, auf dem Dach, um mich runterfallen zu lassen, da sah ich den Himmel. Und da wollte ich leben. Ich wollte so leben wie ein normaler Mensch. Kein Drecksschwein mehr sein müssen.«

In dieser Geschichte ging es im Grunde weder um den Alkohol noch um eine Depression. Die Symptome waren nur Botschafter, die halfen, das eigentliche Problem zu erkennen. Es ging um die zwanghafte Aufrechterhaltung eines destruktiven Familiensystems. Das ist übrigens nicht selten, sondern eher die Regel.

Ein Familiensystem ist ein dynamisches Gebilde aus Familienmitgliedern. Die Familienmitglieder befinden sich in einem dynamischen Verhältnis von Autonomie und Nähe/Bindung. Die einzelnen Familienmitglieder stehen sich unterschiedlich nahe oder fern und über die Zeit kann dies immer wieder wechseln und sich verändern. In einem »gesunden« Familiensystem wird diese Dynamik unterstützt und toleriert.

Kinder sind zunächst stark abhängig von dem System beziehungsweise von einzelnen Mitgliedern des Systems, zum Beispiel den Eltern. Das heißt, dass die Kinder ihre Eltern oder eine andere wichtige Bezugsperson brauchen, um ihre Bedürfnisse zu erfüllen. Sie sind also abhängig. Wenn diese Kinder in einem gesunden Familienumfeld aufwachsen, in dem sie liebevoll umsorgt werden und sich in dem System sicher und geborgen fühlen, dann stellt diese Abhängigkeit kein Problem dar, sondern ist ganz natürlich und sicher. Je älter die Kinder werden, umso mehr lösen sie sich dann aus dieser Abhängigkeit in Richtung Autonomie, also Unabhängigkeit. Auch dieser Prozess wird in gesunden Familiensystemen unterstützt und liebevoll begleitet. Im Erwachsenenalter können diese Kinder des Familiensystems dann autonome Individuen werden, die unabhängig von ihren Eltern agieren (dürfen).

In ungesunden Familiensystemen entwickeln sich oft verdeckte Dynamiken und unausgesprochene Regeln, die von außen schwer einsehbar und nachvollziehbar sind. Eins der wichtigsten Anzeichen für ein ungesundes Familiensystem ist, dass die Abhängigkeit des Kindes von den Eltern eben nicht so sicher ist, wie oben beschrieben. Die Abhängigkeit wird für die Kinder zur Falle, der sie nicht entkommen können, da sie zu Beginn eben bedürftig sind. Sie sind auf ihre Eltern angewiesen. Sie werden aber nicht liebevoll in ihrer Abhängigkeit und später in ihrer Autonomie begleitet, sondern für die Erfüllung der Bedürfnisse der Eltern missbraucht. Die Kinder erleben häufig Gefühle wie Scham, Schuld und Angst und fühlen sich übermäßig für die Bedürfnisse, Stimmungen und Wünsche der Eltern (und später anderer Personen) verantwortlich. Im Beispiel von Herrn F. drehte sich in der Familiendynamik zunächst alles um den Vater, dessen Bedürfnisse stark im Vordergrund standen. Seine Mutter zeigte eine klassische Co-Abhängigkeit und unterstützte damit auch die Aufrechterhaltung des Systems. Sie kannte kein anderes System. Dies war ihr Normal und sie fühlte sich sicher in dieser Dynamik – auch weil sie wusste, was sie hier erwartete. Immer wenn ein Familienmitglied das System verlässt, ob freiwillig oder unfreiwillig, ist das gesamte Familiensystem zunächst gefährdet. Es droht Chaos. Je wichtiger die Person für das System ist, umso schwerwiegender ist auch sein Verlust. Als der Vater von Herrn F. starb, war dies für das Familiensystem besonders schwierig. Seine Mutter hatte ihr Leben um diesen Mann und dessen Bedürfnisse herum aufgebaut. Sie brauchte also einen Ersatz und fand ihn in ihrem ältesten Sohn. Er sollte »nachrücken« und den leer gewordenen Platz einnehmen. Ob er das wollte oder nicht, die Frage wurde nie gestellt. Er kannte seine eigenen Bedürfnisse nicht. Er kannte es auch nicht, darüber nachzudenken, was er wollte. Was *er* wollte, war nie Thema in seiner Familie. Er hatte das zu tun, was seine Mutter wollte. Für ihn war sie von Anfang an das wichtigste Familienmitglied.

Er entwickelte schon früh Glaubenssätze wie »Ich bin unwichtig« und »Ich bin wertlos«. Er konstruierte dadurch den Auftrag: »Wenn ich der Familie diene, bin ich wichtig.« Seine frustrierten Bedürfnisse nach Wichtigkeit und Wertigkeit hatte er also lange Zeit über den Dienst an der Familie befriedigt.

In ungesunden Familienverhältnissen dienen einzelne Mitglieder den Bedürfnissen anderer Mitglieder. Sie werden also nicht als Individuen betrachtet, sondern als eine Art Funktion. Herrn F.s Funktion war, die Rolle des Tyrannen aufrechtzuerhalten, weil diese Rolle die wichtigste in dem Familiensystem war.

Die Sitzungen mit Herrn F. sind schon ein paar Jahre her, aber vergessen werde ich sie wohl nie. Herr F. war einer der interessantesten Menschen, die ich behandeln durfte. Einfach, weil er sich gegen so viele Widrigkeiten seines Lebens gestellt hatte. Und doch konnte er sich nicht eigenständig von den Erwartungen seines Familiensystems lösen. Erst als die wichtigsten Personen des Systems wegfielen, war er frei. Seine Eltern mussten erst sterben, damit er als Individuum leben konnte. Er konnte diese Glaubenssätze also erst loslassen und sich erlauben zu leben, als keiner mehr da war, der ihm das verbieten konnte.

Das Loslassen der Glaubenssätze, die sich auf die eigene Familie beziehen, kann sich mitunter anfühlen wie Verrat an den eigenen Familienmitgliedern. Es fühlt sich vielleicht auch so an, als würde man die eigene Familie und die Werte und Traditionen, die einem mitgegeben worden sind, verleugnen und sei damit undankbar. Meistens entstehen derartige Familienkonstruktionen aus großem Leid und aus der Not heraus. Manchmal haben die Eltern aber auch einfach kein alternatives Familienmodell kennengelernt und geben daher nur das weiter, was sie schon kennen. Auch ihre Glaubenssätze. Wenn Eltern in ihrer Kindheit Annahmen wie »Ich und meine Bedürfnisse sind unwichtig« und »Eltern darf man nicht widersprechen« entwickelt haben und diese nie reflektiert worden sind, dann ist es nur logisch, dass diese Annahmen einen Einfluss darauf haben werden, wie diese Eltern ihre Kinder erziehen. Daher kann es unheimlich hilfreich sein, sich mit seinen eigenen Glaubenssätzen auseinanderzusetzen, bevor man Kinder auf die Welt bringt. Gerade für die Menschen, für die es nicht einfach sein wird, sich ehrlich mit ihrer Biografie und der ihrer Eltern auseinanderzusetzen, ist es umso wichtiger. Vielleicht auch mit professioneller Unterstützung. Fragen, die einen ersten Einblick geben können, sind zum Beispiel:

- Welche Botschaften haben meine Eltern mir durch ihr Verhalten mitgegeben?
- Was denke ich über Autoritäten?
- Wie sind meine Eltern damit umgegangen, wenn ich gegen sie rebelliert habe?
- Haben sich meine Eltern jemals bei mir entschuldigt?
- Wurde meine Privatsphäre durch meine Eltern geachtet?
- Durfte ich meine Meinung sagen, ohne eine Bestrafung zu befürchten?
- Konnte ich meinen Eltern meine Probleme anvertrauen?
- Durfte ich Meinungen und Ansichten vertreten und äußern, die meinen Eltern widersprachen?

Die verbotene Bühne
Glaubenssätze und inneres Kind

Diese Frau war auf ihre ganz eigene Art besonders. Aber das sollte ich erst im Laufe der Sitzungen erkennen. Anfangs fiel Frau T. nämlich eher durch ihre unscheinbare, zurückhaltende und ausdruckslose Art auf. Na ja, eigentlich fiel sie nicht wirklich auf. Sie gab sich alle Mühe, so unauffällig wie möglich sein. Bloß keine Aufmerksamkeit auf sich ziehen, bloß nicht im Mittelpunkt stehen und am besten so unsichtbar wie möglich sein. Dann fühlte sie sich sicher. Und bewegte sich offensichtlich auf ihrem gewohnten Terrain. Da fühlte sie sich wohl. Die Frage war, *warum*?

Warum war es für diese Frau am sichersten, unsichtbar zu sein? Was würde ihrer Meinung nach passieren, wenn sie sichtbarer sein würde? Wenn sie mehr Raum einnehmen würde und sich sogar in den Mittelpunkt wagen würde? Was war ihre Befürchtung?

»Angst«, antwortete Frau T., als wir in einer Sitzung die Befürchtungen ausarbeiteten.

»Wovor? Was könnte passieren?«, hakte ich nach.

»Ich gehöre da einfach nicht hin. Also, in den Mittelpunkt, meine ich. Muss ja aber auch nicht jeder im Mittelpunkt stehen.«

»Stimmt«, bestätigte ich. »*Müssen* sowieso nicht. Aber sie *könnten* mal im Mittelpunkt stehen. Sie hätten in Ihrem Verhalten also die Wahl. Die Wahl zwischen sich zurückhalten oder mehr in den Mittelpunkt wagen und könnten sodann flexibel handeln. Sie hätten die Freiheit. Jetzt ist es aber so, dass Sie nicht in den Mittelpunkt *können*. Die Angst hält Sie davon ab. Sie haben also keine andere Wahl, als im Hintergrund zu bleiben. Ich würde mir für Sie wirklich diese Freiheit wünschen.«

»Ja, ich mir eigentlich auch«, sagte sie nachdenklich. »Es klingt total peinlich, aber ich habe oft Tagträume. Und in diesen Tagträumen bin ich nie im Hintergrund. Ich bin aufregend, laut und schrill. Oft stehe ich sogar auf einer Bühne oder mache irgendwas Tolles.« Sie lachte verlegen, wechselte aber schnell wieder in eine ausdruckslosere Mimik.

»Das finde ich großartig!«, sagte ich mit überschwänglicher Stimme, um Frau T. wieder in die aufgeregte Stimmung zu bringen. Diese Seite an ihr kannte ich bis dahin noch gar nicht und fand sie äußerst interessant. Im weiteren Verlauf sollte ich diese Seite noch öfter sehen.

»Was würde passieren, wenn diese Tagträume wahr werden würden?«, fragte ich.

»Ach, nein, das geht nicht. Das würde ich mich doch niemals trauen und überhaupt kann ich auch gar nichts Besonderes. Das sind nur so Spinnereien«, wehrte sie ab.

»Okay. Es sind nur Spinnereien. Aber spinnen wir einfach mal rum, nur so zum Spaß. Wenn Sie diese Spinnereien in die Tat umsetzen würden, was wäre dann?«, fragte ich weiter.

Sie überlegte eine Weile. Dass diese »Spinnereien« wirklich umgesetzt werden, war für sie schwer vorstellbar. Sie brauchte also einen Moment, sich das auszumalen, und den gab ich ihr.

»Ich denke da eigentlich sofort an das Publikum, das mich dann sehen könnte. Und das fühlt sich nicht gut an. Wie ein Schlag in die Magengrube. So richtig unwohl.«

Okay. Ich dachte kurz nach. Geht es hier um Bewertungsangst? Also die Sorge, dass andere Menschen sie negativ bewerten könnten und besonders doof oder lächerlich finden könnten? Das war sicherlich eine ihrer Sorgen, die absolut nachvollziehbar war, zumindest aus ihrer Perspektive. Sie glaubte nicht, dass sie irgendein bühnenreifes Talent hatte, und falls doch, kannte sie es nicht. Sie stand noch nie auf einer Bühne. Mehr noch, sie setzte sich noch nicht einmal zu Hause im gewohnten familiären Umfeld starker Aufmerksamkeit aus. Sie hielt sich stets zurück, blieb in Deckung. Selbstverständlich verpasst es dieser Frau einen Schlag in die Magengrube, wenn sie daran denkt, vor Publikum auf einer Bühne zu stehen. Das Gefühl kennen ja sogar erfahrene Bühnenkünstler.

Frau T. sagte aber, dass sie sofort an das Publikum denken würde. Das Publikum.

»Wer ist das Publikum?«, wollte ich wissen.

Die Stimmung im Raum wurde irgendwie schwer.

In unserer eigenen Praxis beziehungsweise dem eigenen Therapieraum haben wir Psychotherapeut:innen einen kleinen »Heimvorteil«. Es ist unser Raum, wir kennen und bestimmen die Atmosphäre, die die Patient:innen betreten werden. Das heißt, wir kennen den Istzustand. Wenn eine Person nun unseren Raum betritt, ändert sich diese Stimmung, je nachdem, was diese Person mit reinbringt. Wenn wir darauf achten und die Veränderungen innerhalb des Raums sehr feinfühlig wahrnehmen, erhalten wir viele Informationen. Ich spürte also, dass sich die Stimmung verändert hatte. Es fühlte sich schwerer an. Ähnlich wie bei diesem Schlag in die Magengrube. Zusammengedrückt, gebeugt, verkrampft. Was war hier passiert?

»Eigentlich ist da kein riesiges Publikum. Ich sehe nur eine Person ganz klar. Es ist meine Mutter«, antwortete sie schließlich.

Sie sprach von einem Publikum, meinte aber nur ihre Mutter.

»Und in Ihrer Vorstellung: Wie findet Ihre Mutter das? Also, dass Sie auf der Bühne stehen?«, fragte ich.

»Sicherlich nicht gut. Sie schaut ganz böse und starr. Ihre Arme sind verschränkt. Ihre Lippen zusammengepresst. Wie immer.

Kennen Sie diesen Smiley, der einen geraden Strich als Mund hat? So schaut sie. Der Smiley erinnert mich immer an sie.«

»Warum schaut sie so?«, fragte ich neugierig.

»Weil ich das nicht darf«, sagte sie entschlossen.

»Warum nicht?«

»Ich weiß es nicht. Ich weiß einfach, dass ich das nicht darf. Es steht mir nicht zu, dass alle Scheinwerfer auf mich gerichtet sind. Ich darf nicht da oben auf der Bühne stehen. Ich weiß nicht, warum meine Mutter das nicht mag, dass ich im Vordergrund stehe. Sie hat es zwar nie so richtig gesagt oder irgendwas verboten, aber mir war klar, dass ich mich besser zurückhalte. Das gefiel ihr mehr«, erklärte sie scheinbar mehr sich selbst als mir. Denn so eine wirklich rationale Erklärung dafür gab es nicht. Warum durfte sie sich keinen Raum nehmen? Warum war sie nur gut, wenn sie gefühlt unsichtbar war?

Frau T. hatte früh als Kind gemerkt, dass das unscheinbare und unauffällige Verhalten sicher für sie war, und gewöhnte sich daran. Es wurde ihr Normal.

Sei unauffällig.

Sei unsichtbar.

Halte dich zurück.

Das waren ihre Leitsätze. An die hielt sie sich.

Und dann war da diese andere Seite. Die, die nur in Tagträumen erscheinen durfte. In denen sie wild, laut und schrill sein durfte, auf Bühnen im Scheinwerferlicht stand. In denen sie die sichtbarste Person im Raum war – und sich gut dabei fühlte. Verbotenerweise.

Nur eines konnte den Tagtraum zerstören: der Blick ins Publikum. Wenn sie dort ihre Mutter mit angespannter Miene und verschränkten Armen sitzen sah, wusste sie, dass es Zeit war, von der Bühne zu gehen. Für sie gab es keinen Applaus.

»Am besten so leblos wie möglich«, antwortete sie einmal auf meine Nachfrage, welches Verhalten ihre Mutter bei ihr bevorzugen würde.

Ihre Mutter wollte also nicht, dass ihre Tochter eine auffällige Frau auf der Bühne war, sondern eine leblose Figur.

Zumindest war es das, was Frau T. dachte, was ihre Mutter sich wünschen würde. Es war ihre Wahrnehmung.

Innerhalb der Psychotherapie ist es völlig egal, ob dies tatsächlich so war oder nicht. Also, ob die Mutter wirklich dieses Bild ihrer Tochter formen wollte oder nicht. Mich interessiert hier nur, was Frau T. wahrgenommen hat, also ihr Glaubenssatz, der ihre Realität formte. Außerdem interessiert mich, warum sie es so wahrgenommen hat und was diese Wahrnehmung heute mit ihr macht.

Wir waren also bei ihrer Geschichte angelangt. »Am besten so leblos wie möglich«, hatte sie gesagt. Das ließ mich nicht los.

Ich fand die Aussage mächtig. Denn es gibt einen Unterschied zwischen »unauffällig, unscheinbar, unsichtbar« und »leblos«. Leblos ist tot.

»Was meinen Sie mit leblos?«, fragte ich daher einmal nach.

Sie umschrieb das Wort mit Adjektiven wie ernst, ruhig, starr und den bereits genannten. Es schien wohl keine besondere Bedeutung zu haben. Ich ging nicht weiter darauf ein und das Wort geriet in den Hintergrund.

Es kam aber wieder. Ungefähr zwölf Sitzungen später erzählte sie von einem Ereignis im Kindergarten. Ein kleines Theaterstück sollte aufgeführt werden und die zuständige Erzieherin loste per Zufall sie für die Hauptrolle aus. Das Los traf sie. Sie sollte die Biene Maja spielen.

»Ich liebte Biene Maja. Es war wie ein Traum! Ich weiß noch, wie glücklich ich war, dass ich die Biene Maja spielen durfte. Ich weiß auch noch, wie ich meiner Mutter sofort davon erzählte, als sie mich abholen kam. Birgit, also, die Erzieherin, erklärte meiner

Mutter an der Türschwelle, dass ich die Biene Maja spielen dürfe und dass sie mir gelbe Strumpfhosen und ein schwarzes Kleid besorgen müsse. Daraus würde Birgit dann das Kostüm basteln können«, erzählte Frau T. stolz. Ihre Augen funkelten. Ich konnte mir in dem Moment sehr gut die kleine Frau T. vorstellen, wie sie aufgeregt an der Türschwelle des Kindergartens stand und mit funkelnden Augen von Biene Maja erzählte.

Die Tagträumerei von der Bühne – oder »Spinnerei«, wie Frau T. es genannt hatte – stand plötzlich in einem ganz anderen Licht. Es war gar keine Spinnerei und auch nicht unvorstellbar. Es war eine Erinnerung! Dachte ich zumindest.

Sie erzählte weiter: »Meine Mutter verzog kaum eine Miene. Sie freute sich nicht, sie schaute eher skeptisch und misstrauisch. Sie sagte, dass sie das nicht besorgen könne und das überhaupt viel zu viel Aufwand, ein Riesenaufriss für nichts sei. Ein Aufriss für nichts?! Das fühlte sich richtig an wie ein heftiger Schlag in die Magengrube.«

Der Schlag in die Magengrube wieder. Okay, das war also auch ein altes Gefühl. Ein Gefühl, das sie von dieser Situation kannte und was in ähnlichen Situationen in der Gegenwart immer mal wieder hochkommt. Das ist aber kein Gefühl der erwachsenen Frau T., die gerade vor mir sitzt. Das Gefühl gehört zum inneren Kind. Also zur kleinen Frau T., die eben noch glaubte, das glücklichste Kind der Welt zu sein, und dann aber erkennen muss, dass aus ihrem großen Traum nichts wird. Sie war enttäuscht.

»Ich hab's einfach nicht verstanden. Warum freute sie sich nicht? Es war doch so aufregend und schön! Birgit versuchte, meine Mutter zu überreden, und sagte ihr, dass sie das Kostüm schon mit Sachen aus der Kita zusammenbasteln könne. Dass sie gar nichts besorgen müsse. Sie hat sich wirklich für mich eingesetzt. Ich bin ihr bis heute sehr dankbar. Damals hat mir das auch Hoffnung gemacht. Aber meine Mutter wollte sich nicht überzeugen lassen. Sie sagte, dass sie das einfach nicht wollte, und wir gingen nach Hause«, erzählte Frau T., während ihre Stimme immer leiser wurde, fast nicht mehr hörbar.

»Sie sind also nicht die Biene Maja gewesen?«, fragte ich.

»Leider nicht. Am nächsten Tag wurde erneut ausgelost. Diesmal ohne meinen Namen in der Box. Karin wurde ausgewählt. Das weiß ich sogar noch. Ich kam mir so blöd vor. Einen Tag zuvor habe ich gejubelt und geschrien vor Aufregung und Freude. Und am nächsten Tag saß ich stumm in der Ecke – ohne Namen in der Box. Es war so erniedrigend und ich weiß noch, wie ich mich geschämt habe. Ich dachte so was wie: *Du dumme Kuh hast dich zu früh gefreut!* Ich hatte das Gefühl, dass alle mich anschauten und insgeheim auslachten. Das tat aber eigentlich keiner. Die anderen Kinder waren eigentlich wirklich nett zu mir und haben sogar etwas mitgelitten. Die Karin zum Beispiel hat sich eher zurückhaltend gefreut und mich etwas besorgt dabei angesehen. Für mich fühlte es sich damals aber wie der absolute Untergang an«, beschrieb sie.

Bei weiterer Auseinandersetzung mit der Biografie von Frau T. fiel auf, dass sie sich nach diesem Ereignis nicht mehr in Situationen begeben hat, in denen ihr viel Aufmerksamkeit geschenkt werden könnte. Sie hielt sich seitdem bedeckter, ruhiger, unauffälliger, nahm sich nicht zu viel raus. Alles andere war zu unsicher, mehr noch: Es war gefährlich. Es war ihr »Untergang«, wie sie es nannte.

Mich interessierte an dieser Geschichte aber noch, wie der Heimweg verlaufen war: Wie war es, als die kleine Frau T. enttäuscht mit ihrer Mutter vom Kindergarten nach Hause ging?

»Erst mal war ich geschockt. Ich hab's einfach echt nicht verstanden. Ich fragte sie immer wieder, warum ich denn nicht Biene Maja sein kann. Sie wurde immer ernster und böser. Und ich wurde immer wütender. Ich schrie und stampfte auf den Boden. Irgendwann reichte es ihr. Im Nachhinein würde ich sagen, sie wurde einfach ungeduldig und hatte keine Lust mehr auf die Diskussion. Ich weiß im Grunde heute noch nicht, warum ich nicht die Biene Maja spielen durfte. Aber sie sagte dann, dass ich mich nicht so aufführen solle und dankbar sein soll, dass ich überhaupt auf der Welt bin.

Ich war fünf Jahre alt. Ich habe das natürlich nicht verstanden. Wie dankbar? Was meinte sie? Sie wurde aber immer wütender und sagte, dass sie mich abtreiben lassen wollte und ich nur dank ihrer damaligen Nachbarin auf der Welt bin, die wegen ihrer religiösen Überzeugung strikt gegen Abtreibungen war. Die hätte es ihr ausgeredet und ihr versprochen zu helfen, wenn sie mich doch bekommen würde.

Damals hat sie das nicht so detailliert erzählt. Ich weiß das nur so genau, weil sie es später immer wieder gesagt hat. Sie denken jetzt wahrscheinlich, dass mich das tief erschüttert hat. Aber sie hat mir das so oft gesagt, dass es nicht mehr viel in mir auslöst. Ja, mein Gott, hättest du mich halt abgetrieben, denke ich mir da manchmal«, sagte sie schnippisch.

Ich konnte in dem Moment nur an eins denken: leblos.

Plötzlich ergab alles so viel mehr Sinn. Natürlich verhielt sie sich »so leblos wie möglich«, wie sie mehrfach gesagt hatte. Denn sie sollte eigentlich gar nicht am Leben sein. Sie hätte gar nicht auf die Welt kommen dürfen, da ihre Mutter den Wunsch hatte abzutreiben. Nur dank der Nachbarin sei sie auf der Welt. Daher sollte sie so dankbar wie möglich sein und ihre Dankbarkeit sollte sie damit ausdrücken, dass sie sich so unsichtbar wie möglich verhalten sollte. »Leblos«, wie sie es nannte.

Du dürftest eigentlich nicht am Leben sein, war die Annahme, die ihr vermittelt wurde und die sie sich unbewusst weitererzählte. Der dahinter liegende Glaubenssatz war: »Du bist unerwünscht.«

Durch die Erfahrungen im Kindergarten lernte sie außerdem, dass Aufmerksamkeit und »Bühne« Gefahr bedeuten. Dass Vorfreude schnell zu Scham und Traurigkeit führen kann und dass sie sich besser zurückhält, um vor diesen Enttäuschungen sicher zu sein. Diese Erfahrung prägte sie so sehr, dass sie sich im Laufe ihres Lebens möglichst unauffällig, unscheinbar und zurückhaltend verhielt. Nur in ihren Tagträumen lebte Frau T. mit ihrer aufgeregten, lauten und einnehmenden Persönlichkeit weiter.

Besonders faszinierend war für mich, dass Frau T. anfangs immer wieder betonte, dass sie eben so ruhig und zurückhaltend sei und schon immer so gewesen sei. Dass sie nichts anderes von sich kenne und das nun mal ihre Persönlichkeit sei. Im Laufe der Gespräche stellten wir allerdings fest, dass das nicht die einzige Facette ihrer Persönlichkeit war. Viel mehr noch, wir lernten, dass sie die ersten Jahre ihres Lebens das Gegenteil von ruhig und zurückhaltend war. Sie wurde so geformt, weil ihre Mutter das von ihr einforderte. Sie nahm dies früh wahr und verhielt sich dementsprechend. Ganz nach dem Motto: *Danke, Mama, dass du mich nicht abgetrieben hast. Als Dank werde ich so leblos wie möglich sein.*

Wie prägt ein Glaubenssatz wie »Ich bin unerwünscht« das Leben einer jungen Frau? Was macht diese Überzeugung mit ihrem Leben, ihren Freundschaften, ihren Partnerschaften und ihrer Karriere? Frau T. hat sich lange darum bemüht, so unauffällig wie möglich zu sein. Am Leben zu sein, ohne am Leben teilzunehmen. Sie hielt sich immer im Hintergrund. Fühlte sich unter Freund:innen daher oft wie das fünfte Rad am Wagen, denn sie brachte sich selbst kaum mit ein. Sie tat das, was der Freundeskreis von ihr erwartete, hatte immer ein offenes Ohr für andere und half, wo sie nur konnte. Was in ihr vorgeht und welche Probleme oder Sorgen sie hatte, erfuhr niemand. »Alles okay, passt schon«, war ihre Standardantwort auf die Nachfrage, wie es ihr denn gehe.

In ihren Beziehungen zu Männern verhielt sie sich passiv, unterwürfig und angepasst. Sie stellte die Bedürfnisse ihrer Partner über ihre eigenen und gab in Diskussionen schnell nach. Auch im beruflichen Leben setzte sie sich nicht durch, übernahm oft unbeliebte Aufgaben, die niemand anders machen wollte, und verhielt sich möglichst unauffällig. Obwohl sie wusste, dass sie die Kompetenzen für eine höhere Stellung hatte, bewarb sie sich nie darum. Aus Angst, abgelehnt zu werden.

Ich bin unerwünscht.

Die Logik dahinter ist folgende: Wenn ich glaube, dass ich ohnehin im Grunde unerwünscht bin, dann werde ich natürlich vermeiden, besonders aufzufallen oder mich für mich selbst einzusetzen. Denn dann würden die Menschen um mich herum mich bemerken und vielleicht fällt ihnen dann ja ein, dass ich hier gar nicht erwünscht bin. Vielleicht ist schon mein Wunsch nach mehr für mich »zu viel«. Vielleicht verlange ich einfach zu viel? Vielleicht darf ich mir das gar nicht erlauben, denn im Grunde kann ich ja froh sein, dass ich überhaupt noch hier sein darf. Ich sollte dankbar sein, dass ich überhaupt geduldet werde, und bloß nicht mehr als das absolute Minimum verlangen.

Mein Recht durchsetzen? Zu riskant.

Meine Grenzen setzen und wahren? Viel zu gefährlich.

Meine Bedürfnisse achten und erfüllen? Unmöglich.

Die Logik hinter dem Glaubenssatz »Ich bin unerwünscht« zog sich wie ein roter Faden durch alle Bereiche ihres Lebens. Und das aufgrund einer Wunde, die ihre Mutter ihr zugefügt hatte, indem sie ihr vermittelte, dass sie schon bei ihrer Zeugung unerwünscht war.

Es gibt Menschen, für die diese Geschichte klingt wie aus einer fernen Welt, weil sie für sie so unvorstellbar ist. Für diese Glücklichen ist es einfach nicht realistisch, dass eine Mutter sich ihrer Tochter gegenüber so lieblos verhält. Sie haben das Glück gehabt, eine sichere, fürsorgliche und liebevolle Mutter oder Bindungsperson zu haben. Also ganz nach der gesellschaftlich akzeptierten Vorstellung einer typischen Mutter.

Dann gibt es da noch Menschen, die beim Lesen dieser Geschichte jedes Gefühl der Protagonistin nachempfinden können. Denn es sind ihre eigenen. Sie wissen, wie sich Ablehnung, Zurückweisung, Strenge, Härte und Desinteresse und Missbrauch durch die eigene Mutter anfühlt, denn sie haben es erlebt.

Diese Geschichte ist für euch.

Denn wir müssen darüber sprechen. Auch wenn es gesellschaftlich weniger toleriert ist, das Bild der lieblosen, unbarmherzigen und kalten Mutter zu zeichnen, so existiert es doch. Es geht dabei nicht darum, bestimmte Mütter schlechtzureden oder als Sündenböcke darzustellen, sondern darum, die Realität der Kinder dieser Mütter ernst zu nehmen. Kinder entwickeln ihren Selbstwert über ihre Fürsorgepersonen, sprich: primär Mutter oder Vater, aber auch durch andere wichtige Bezugspersonen. Die Realität dieser Kinder ist also zunächst abhängig von der Realität ihrer Eltern. Das bedeutet, dass die Eltern verantwortlich und die Kinder abhängig von ihnen sind. Sie sind abhängig davon, dass ihre Eltern diese Verantwortung bewusst und nach bestem Wissen und Gewissen übernehmen. Sie sind abhängig von der Fürsorge, Pflege, Liebe, Zuneigung, Aufmerksamkeit und der Geduld ihrer Eltern.

Kinder sind anspruchslos. Sie nehmen das, was sie kriegen können, und formen daraus ihre Realität. Sie vergleichen nicht und fordern nicht. Sie nehmen einfach an, dass das, was sie von ihren Eltern erhalten, genau das ist, was richtig für sie ist und was sie verdient haben. Und da entsteht langfristig das Problem. Denn selbst wenn das, was diese Kinder von ihren Eltern erhalten, ungenügend, schmerzhaft und leidvoll ist, hinterfragen sie nicht ihre Eltern. Sondern sich selbst. Kinder suchen die Verantwortung und Schuld nicht bei ihren Eltern. Sie finden sie bei sich selbst.

Kleine Kinder wissen nicht, dass ihre Eltern womöglich eigene Probleme oder Stress haben, unter denen sie leiden, und können sich ihr Verhalten deshalb nicht erklären. Sie wissen nicht, dass es Eltern gibt, die ihren Kindern nicht gerecht werden können. Sie gehen ganz natürlich davon aus, dass diese Eltern die richtigen Eltern für sie sind und das, was diese Eltern tun, genau das sei, was sie tun müssen. Es ist ihr Normal.

Werden leidvolle und schmerzhafte Erfahrungen gemacht, müssen Kinder auch diese einordnen. Sie fangen mit der für sie einfachsten und logischsten Erklärung an: Sie geben sich selbst die Schuld.

Als Frau T.s Mutter ihrer Tochter untersagte, die Biene Maja zu spielen, und es damit erklärte, dass sie dankbar sein solle, am Leben zu sein, weil sie eigentlich hätte abgetrieben werden sollen, war das für die kleine Frau T. eine logische Erklärung, die sie glaubte. Wie sollte sich ein fünfjähriges Kind diese Aussage denn auch anders erklären?

Für das Kind ist es das, was es ist. Mehr noch: Es ist das, was die Mutter sagt.

Kinder, die unter einer lieblosen Mutter aufwachsen, haben meist auch im Erwachsenenalter noch eine sogenannte »Mutterwunde«. Im Grunde ist dies eine emotionale Wunde, die den Selbstwert betrifft und zu einer tiefen Bedürftigkeit führen kann.

Diese Kinder haben nicht die Liebe, Bestätigung, Anerkennung oder Fürsorge von ihrer Mutter oder einer anderen primären Bezugsperson erhalten, die sie gebraucht hätten, um liebevoll und sicher gebunden aufzuwachsen. Dies führt zu einer tiefen Bedürftigkeit in diesen Bereichen und kann daher zur emotionalen Abhängigkeit in wichtigen Beziehungen führen. Menschen mit einem tief verwurzelten, unerfüllten Bedürfnis nach Liebe, Geborgenheit und Zuwendung starten mit anderen Voraussetzungen in eine neue Beziehung als Menschen, die ausreichend Liebe, Geborgenheit und Zuwendung erhalten haben. Letztere müssen sich nicht ständig (wenn auch unbewusst) Sorgen darum machen, ob sie noch geliebt werden, wenn sie mal anderer Meinung sind als der Partner oder die Partnerin. Bei Disharmonie oder einer Beziehungskrise wird nicht sofort an den Gefühlen des Gegenübers gezweifelt. Eine Auseinandersetzung greift auch nicht sofort den Selbstwert der Person an. Sondern es wird eher als das betrachtet, was es ist: ein momentaner, unerfreulicher Zustand, für den eine Lösung gefunden werden muss.

Für Menschen mit einer Mutterwunde – und ebenso mit einer Vaterwunde – ist eine Krise nicht nur ein unerfreulicher Zustand, sondern eine existenzielle Bedrohung des Selbstwerts. Denn diese Person fühlt nicht, dass sie – völlig unabhängig von dem, was gerade passiert – trotzdem immer gut genug und liebenswert ist. Sie glaubt, dass ihr Wert als Person von dem abhängt, was sie leistet oder gibt oder wie andere sie bewerten. Während einer Beziehungskrise oder einem Konflikt ist sie dann aber plötzlich mit Kritik und Problemen konfrontiert. Allein schon das Fehlen von Harmonie ist schwer auszuhalten. Kritik an der eigenen Person oder an der Beziehung wird aber oft als vernichtend erlebt. Denn es trifft direkt in die Selbstwertwunde, die – wie im Fall von Frau T. – entstanden ist durch die Mutterwunde.

Und wie genau heile ich diese Mutterwunde?, höre ich jetzt die Leser:innen fragen, die sich mit diesem Kapitel identifizieren können.

Eigentlich gibt es da nur einen Weg, der langfristig und nachhaltig wirkt: Selbstverantwortung. Übernimm die Verantwortung für dich selbst.

Es mag sich zunächst hart und unempathisch anhören. Das ist es aber nicht. Es ist die Lösung, um aus der Rolle des verletzten Kindes herauszuwachsen.

Körperlich sind wir alle schon während der Pubertät herausgewachsen, emotional hängen die meisten von uns aber noch stark hinterher. Wir werden alle ewig die Kinder unserer Eltern bleiben, aber wir müssen uns nicht ewig wie diese Kinder fühlen. Der Fokus liegt so oft darauf, im Alltag und vor allem auch finanziell nicht abhängig von den Eltern zu sein. Über »Ich verdiene mein eigenes Geld« und »Ich bestimmte mein Leben« wird Erwachsensein definiert. Das ist natürlich richtig, aber nur ein Teil des Erwachsenwerdens. Der andere Teil ist, die emotionalen Pflichten des Erwachsenwerdens zu meistern. Und das ist eben die Selbstverantwortung. Die Verantwortung für die eigenen Entscheidungen, für das eigenen Verhalten und die eigenen Gefühle zu übernehmen. Ein wichtiger Schritt dabei ist, zwischen »alten«, kindlichen Gefühlen und aktuellen Gefühlen zu unterscheiden.

1. Identifiziere, wie du dich gerade fühlst.
2. Kennst du dieses Gefühl schon? Also genau dieses Gefühl in genau dieser Intensität?
3. Ist das ein »altes« Gefühl aus der Kindheit, das gerade aktiviert wurde?

Nicht immer haben deine Gefühle etwas mit der auslösenden Situation in der Gegenwart zu tun. Manchmal aktivieren Situationen im Hier und Jetzt alte Gefühle aus der Vergangenheit. Wenn eine Freundin zum Beispiel gerade eine Verabredung abgesagt hat, weil sie lieber etwas anderes machen möchte und du dich dadurch übermäßig traurig und verletzt fühlst, dann handelt es sich sehr wahrscheinlich um »alte« Gefühle, die aktiviert worden sind. Eine frühere Erinnerung wurde unbewusst aktiviert. Das kann zum Beispiel ein sehr verletzendes Erlebnis in der Kindheit gewesen sein, bei dem du dich von einer wichtigen Person zurückgewiesen gefühlt hast.

Du bist also gar nicht wirklich verletzt und traurig, weil die Freundin abgesagt hat. Die Absage der Freundin hat nur das alte Gefühl der Zurückweisung hervorgeholt, was nun intensiv erlebt wird und fälschlicherweise auf den Auslöser (Freundin) übertragen wird.

Das führt oft zu dramatischen zwischenmenschlichen Problemen und nicht selten zu großen Beziehungskrisen. Denn das Gegenüber versteht die »überzogene« Reaktion oft nicht. Und du selbst verstehst dich in diesen Situationen meist auch nicht. »*Warum reagiere ich so stark? Eigentlich ist es doch gar nicht schlimm! Ich verstehe es nicht, aber ich kann's auch nicht lassen. Es tut einfach so weh!*«, sind typische Sätze, die du dann denkst. Und genau an diesen Gedanken erkennst du am besten, dass es sich um alte Gefühle handeln könnte.

Und was macht man dann mit diesen alten Gefühlen? Eigentlich sind gar nicht die Gefühle das Problem, im Gegenteil: Sie sind wichtige Botschafter, die uns mitteilen, dass da noch etwas unverarbeitet in unserem System herumschwirrt und Aufmerksamkeit von uns braucht. Und genau das sollten wir dann auch tun: Uns aufmerksam betrachten.

Dafür lassen wir uns von diesem Gefühl leiten und identifizieren so die Situation beziehungsweise die Erinnerung an die Situation. Bleiben wir hier beim Beispiel der geplatzten Verabredung. Wir können uns dann fragen:

1. Was genau fühle ich gerade? *Ich fühle mich zurückgewiesen.*
2. Woher kenne ich das Gefühl der Zurückweisung schon? *Es fühlt sich an wie damals, als meine Mutter meine Schwester immer vorgezogen hat. In diesen Momenten habe ich mich genauso gefühlt wie jetzt gerade.*
3. Ist das ein »altes« Gefühl aus der Kindheit, das gerade aktiviert wurde? *Ja, ich erinnere mich an Situationen, in denen ich mich*

genauso gefühlt habe. Das Gefühl passt besser zu den Erinnerungen als zur gegenwärtigen Situation. Auch die Intensität des Gefühls ist der gegenwärtigen Situation irgendwie nicht wirklich angemessen.

Als Nächstes versuchen wir, uns die erinnerte Situation von damals möglichst genau vorzustellen. Was war passiert? Stell dir dich selbst als Kind vor und beobachte, wie du als Kind diese Situation erlebst.

Wir beobachten hier also gerade dein »inneres Kind«.

Was macht es? Wie fühlt sich diese Zurückweisung für das Kind an?

Geh tief in die Vorstellung. Die Übung ist dann erfolgreich, wenn du das Gefühl von damals stark empfindest – genau so, wie du es als Kind empfunden hast.

Und wenn du genau an diesem Punkt bist, dann stell dir vor, wie du als erwachsene Person in dieser Vorstellung erscheinst. Du kümmerst dich um dieses traurige, zurückgewiesene Kind und gibst dem Kind genau das, was es gerade braucht: Zuwendung, Aufmerksamkeit, liebevolle Fürsorge und Trost.

Keiner weiß besser als du, was du als Kind in genau dieser Situation gebraucht hättest und immer noch brauchst. Nur du kannst dich um dein inneres Kind kümmern, es trösten und umsorgen. Es sitzt da und wartet vielleicht immer noch darauf, dass sich die Eltern um es kümmern, aber das wird nicht mehr passieren. Jedenfalls nicht so, wie sich das Kind es gewünscht hätte. Es gibt nur noch einen Menschen, der das tun kann; und das bist du selbst.

Genau deshalb ist es so wichtig, dass wir emotional erwachsen werden. Wir müssen uns um unsere Mutter- oder Vaterwunden selbst kümmern, damit unser inneres Kind nicht ewig vergebens auf Linderung warten muss. Damit wir unsere Beziehungen nicht weiter selbst sabotieren und unsere Gefühlswelt nicht weiter ein

Buch mit sieben Siegeln für uns ist. Wenn wir uns erst mal trauen, in das Gefühl einzutauchen, und schauen, was sich dahinter verbirgt, dann finden wir den Weg zur Heilung dieser Wunden. Gefühle können wichtige Botschafter sein. Sie teilen uns mit, dass da noch Wunden in uns sind, die heilen möchten. Sie zeigen uns sogar den Weg über die Art der Gefühle. Das Identifizieren der Gefühle erschließt uns die verknüpften Erinnerungen und diese führen uns zum inneren Kind. Auf jede dieser schmerzhaften Erinnerungen können wir mit unserem erwachsenen Ich eingehen und dem inneren Kind endlich das geben, worauf es die ganze Zeit hofft.

Das ist einer der Gründe, warum ich in meiner Praxis nicht müde werde, Selbstverantwortung zu fördern: Übernimm Verantwortung für dich, deine Gedanken, deine Gefühle und dein Verhalten. Deine Eltern sind für die Entstehung schmerzhafter Erfahrungen und Erinnerungen deiner Kindheit verantwortlich. Aber du als erwachsene Person bist für die Heilung und Verarbeitung dieser schmerzhaften Erinnerungen verantwortlich. Diese sind nun ein Teil deiner Erfahrungs- und Erlebenswelt und damit bist du verantwortlich.

Ich finde das ganz wunderbar. Du kannst als einzige Person deinem inneren Kind genau das geben, was es sich wünscht. Nur du kannst dich exakt in die Bedürfnisse deines inneren Kindes einfühlen. Nur du weißt, wie du dein inneres Kind – und damit dich – glücklich machen kannst. Wie schrecklich unfair wäre es, wenn dein inneres Kind weiter abhängig von Menschen wäre, die es verletzt haben?

Ohne Angst sterben
Glaubenssätze und Angst

Frau C. war die älteste Patientin, die ich bisher im ambulanten Bereich behandeln durfte. Sie war fünfundachtzig Jahre alt, seit mehr als zwanzig Jahren geschieden und hatte einen Sohn. Auch wenn die meisten Psychotherapeut:innen es ungern zugeben, gibt es dennoch einige Patient:innen, auf die man sich ein bisschen mehr freut. Frau C. war eine dieser Patient:innen für mich.

Ich hatte das Gefühl, dass ich mindestens genauso viel von ihr lernte wie sie von mir. Frau C. war eine weise Frau mit viel Lebenserfahrung. Aber sie wirkte nicht wie eine »alte, weise Frau«, die in die mystische Ferne blickend mit ruhiger, rauer Stimme unheimlich kluge Sätze sagte. Nein. Sie hatte eine laute, fröhliche Stimme und sprach mit ihrem ganzen Körper. Sie ließ sich schnell begeistern und verpackte ihre Weisheiten in lustige Anekdoten. Sie war politisch interessiert und liebte intellektuelle Debatten über Gott und die Welt. Da sie viel allein war, führte sie die meisten Debatten mit sich selbst und forderte sich regelmäßig selbst heraus. »Wissen Sie, manchmal nehme ich unterschiedliche Positionen ein wie zum Beispiel Merkel gegen Söder und überlege mir für jede Seite Argumente. Das macht wirklich Spaß. Ich lasse auch mal die Seite gewinnen, mit der ich eigentlich nicht sympathisiere. Nur bei der AfD kann ich keine Ausnahme machen. Dieser Haufen darf bei meinen Gedankenspielen nie gewinnen.« Sie lachte herzlich. Sie musste an eine ihrer imaginierten Debatten denken, bei denen sie die AfD »intellektuell vernichtet« hatte.

Außerdem erzählte sie gern von ihrem Sohn, der leider viel zu weit weg wohnte, und ihren zwei Enkelkindern. Sie berichtete aber noch viel lieber von sich. Wie sie früher war, wie sie aufwuchs und über ihre relativ glückliche Ehe, die leider irgendwann endete. Er verließ sie – zwar für eine andere, aber sehr ehrlich, höflich und so »liebevoll wie möglich«, sagte sie immer. »Wir hatten keinen Rosenkrieg. Er verliebte sich auf der Arbeit in eine andere und gestand es mir sofort. Es hätte ja keinen Sinn gemacht, da weiter an der Ehe festzuhalten, wenn er offensichtlich eine andere wollte. Es war äußerst schmerzhaft, aber er war selbst am Ende der Ehe noch gut zu mir.« Sie wurde wehmütig und ihr Blick immer trauriger. Sie lenkte dann schnell ab und wechselte das Thema zu etwas Freudigerem. In ihren Schmerz gewährte sie mir zunächst nicht wirklich einen Einblick.

Aber warum war sie überhaupt hier bei mir?

Sie litt unter Hypochondrie. Also der panischen Angst davor, eine ernsthafte Erkrankung haben zu können. Sie war mindestens zweimal die Woche beim Arzt, um sich »durchchecken« zu lassen. Ihr Hausarzt war irgendwann völlig entnervt und riet ihr daher zu einer Psychotherapie. Sie war in ihrem gesamten fünfundachtzigjährigen Leben noch nie vorher in einer psychotherapeutischen Behandlung gewesen. Sie fand es aber super.

»Jede Woche darf ich kommen und mit Ihnen über mich sprechen?«, fragte sie ganz überwältigt. Sie fand das Konzept einfach großartig.

Zumindest bis wir über die Ängste sprachen und ihr Sicherheitsverhalten (Checking beim Hausarzt, ständiges Blutdruckmessen etc.) eliminieren wollten. Sie versuchte immer wieder, auszuweichen.

»Was ist Ihre Befürchtung? Also, was könnte schlimmstenfalls passieren?«, fragte ich sie.

»Ich könnte im Krankenhaus landen oder noch schlimmer: im Altenheim. Ich müsste dann gepflegt werden«, antwortete sie.

Wir arbeiteten die Befürchtungen weiter aus und überlegten gemeinsam, wie es weitergehen könnte. Wir schauten uns die größtmögliche Katastrophe an. Was könnte schlimmstenfalls passieren? Und kann ich dann damit umgehen? Was könnte ich tun, wenn der schlimmste Fall wirklich eintritt? Was bringt mir die ständige Vermeidung dieser »Katastrophe«? Wie viel Kraft kosten mich diese katastrophisierenden Gedanken eigentlich?

Frau C. ließ sich auf diese und weitere Überlegungen ein, aber es gab immer einen Punkt, an dem sie dichtmachte. An dem sie aufhörte zu kooperieren. Und genau da lag die eigentliche Angst verborgen. Diese war in einer alten, rostigen Truhe abgelegt worden, die mit Eisenketten und -schlössern verriegelt war und tief im Meeresgrund verborgen lag. Ich kam einfach nicht ran. Ich konnte nicht tiefer tauchen, solange sie mich nicht ließ.

Und sie ließ mich nicht. Denn sie hatte Angst. Ihre Angst war größer als ihre Bereitschaft, diese Truhe zu öffnen. Ich glaube, diese Truhe lag schon so lange verborgen, dass sie selbst nicht mal mehr wusste, was in ihr steckte. Sie hatte Angst. Angst vor der Angst. Und Angst davor, was sie entdecken würde und womit sie sich dann konfrontieren müsste.

Ich bin in solchen Momenten immer wieder erstaunt über uns Menschen. Wir investieren unheimlich viel Kraft und büßen Lebensqualität ein, nur um etwas zu vermeiden, vor dem wir glauben, Angst haben zu müssen. Obwohl wir nicht einmal mehr wissen, was es ist.

Mich wurmte es, dass ich an die eigentliche Befürchtung von Frau C. nicht rankam. Ich war schon als Kind ein absoluter Rätselfan und liebte es, Detektivfälle zu lösen. Aber hier kam ich einfach nicht weiter. Witzigerweise teilte Frau C. diese Leidenschaft für Rätsel und Krimi-Detektivspiele. Nur standen wir in diesem Fall nicht auf einer Seite, denn sie blockierte meine Ermittlungen.

Und auch das ist ein wichtiger Punkt in der Psychotherapie: Wir Psychotherapeut:innen können nur so weit begleiten, wie wir dürfen. Es kommt nicht selten vor, dass uns die Tür vor der Nase verschlossen wird. Gerade weil wir schon so weit vordringen durften. Die meisten Patient:innen haben in ihrem gesamten Leben keine andere Person so weit in ihre intimsten Gedanken gelassen, wie sie es bei uns tun. Ich bin jedes Mal außerordentlich dankbar für das mir entgegengebrachte Vertrauen und halte es nie für selbstverständlich.

Aber es gibt mir natürlich auch eine gewisse Verantwortung. Was mache ich mit den mir mitgeteilten intimen Informationen? Kann ich meinen eigenen Wunsch nach mehr Informationen beiseiteschieben und die Grenzen des:der Patient:in respektieren und akzeptieren? Wenn ich das nicht kann, bin ich nicht die richtige Therapeutin für diese Patientin oder diesen Patienten.

Also ließ ich die Truhe im Meeresgrund liegen. Ich arbeitete mit ihr weiter an den Symptomen der Ängste und sie machte wirklich gute Fortschritte. Es ging ihr von Woche zu Woche etwas besser.

Dann passierte etwas Ungewöhnliches.

Sie erschien nicht zu unserem verabredeten Termin. Das war in den vielen Monaten der Zusammenarbeit tatsächlich noch nie passiert. Ich hörte meinen Anrufbeantworter ab und da war eine Nachricht von ihr. Sie war erkältet und könne nicht erscheinen. Sie bat um einen neuen Termin in zwei Wochen. Wir verabredeten einen neuen Termin, doch auch zu diesem erschien sie nicht. Diesmal ohne Nachricht auf dem Anrufbeantworter.

Ich rief sie an, um mich nach ihr zu erkundigen, doch es hob niemand ab.

Was war passiert?

Kurze Zeit später klingelte es an meiner Tür in der Praxis. Eine Frau mittleren Alters stand vor mir. »Entschuldigen Sie die Störung, aber es ist wirklich wichtig! Kann ich kurz mit Ihnen sprechen? Es geht um Ihre Patientin Frau C.!«, sagte sie ganz aufgeregt.

Sie kam herein und erzählte mir, dass Frau C. doch keine einfache Erkältung hatte, sondern positiv auf Corona getestet wurde. Sie lag nun im Krankenhaus und ihr Zustand sei gar nicht gut. Sie gab mir die Telefonnummer der Station und ich rief am selben Tag noch an.

Frau C. war in schlechter Verfassung und konnte kaum einen Satz sagen, ohne immer wieder tief Luft zu holen. Sie war sehr kurzatmig, was wiederum ihre krankheitsbezogenen Ängste verstärkte. Das, wovor sie am meisten Angst hatte, war tatsächlich eingetreten: Sie lag in einem Krankenhaus und musste gepflegt werden.

Ich redete ihr gut zu und erinnerte sie an die Atemtechnik, die wir geübt hatten. Am Ende sprachen wir noch über Politik und ich debattierte mit ihr, um sie von ihren katastrophisierenden Gedanken abzulenken. Sie war gerade einfach zu schwach, um gegen ihre eigenen Gedanken anzugehen.

Während ich sie schonte, indem ich sie von all den angstbesetzten Themen wie Krankheiten und Krankenhaus ablenkte, passierte etwas in ihr. Zum ersten Mal berichtete sie offen über ihre Ängste, Befürchtungen und Sorgen.

»Wissen Sie, meine größte Angst war die ganze Zeit, krank zu werden und im Krankenhaus oder im Altenheim zu landen. Und jetzt lieg ich hier, umgeben von Schläuchen und fremden Menschen, die sich um mich kümmern müssen. Und da ist mir grad eins klar geworden: Davor habe ich eigentlich gar keine Angst. In meinem Kopf war das die schlimmste Katastrophe überhaupt. Aber jetzt, wo ich in ihr stecke, merke ich, dass mir das gar nicht so große Angst macht«, erklärte sie ruhig. Diesmal tatsächlich mit gelassener, rauer Stimme wie eine alte, weise Dame. Ich lauschte ihren Worten, weil ich spürte, dass sie noch nicht fertig war.

»Die Truhe, an die Sie immer ranwollten, wissen Sie noch?«, sagte sie und ich merkte an ihrer Stimme, dass sie schmunzelte.

»Ja, natürlich erinnere ich mich«, sagte ich, ebenso schmunzelnd.

»Ich glaube, ich habe sie gerade geöffnet.«

»Was ist in ihr?«, fragte ich erstaunt.

»Gar nichts.« Sie hielt inne. Für einen Bruchteil einer Sekunde war es still am Hörer – es kam mir vor wie eine Ewigkeit. Das Rattern in meinem Kopf wurde durch ihr lautes Gelächter unterbrochen.

»Es ist so herrlich paradox, Frau Özdemir! Sie wissen doch, ich bin für einen guten Spaß immer zu haben. Aber das übertrifft doch wirklich alles! Ich habe mein Leben lang Angst vor diesen Gedanken und Ängsten in mir gehabt, dass ich irgendwann vergaß, worum es eigentlich ging. Wovor habe ich eigentlich so eine Riesenangst? Und heute habe ich mich getraut, in mich zu gehen, und habe diese Imaginationsübung gemacht, die Sie so oft mit mir geübt haben. Ich weiß, ich hab's Ihnen da wirklich nicht leicht gemacht! Aber diesmal bin ich wirklich weitergegangen und noch weiter und noch weiter. Und dann kam ich endlich an diese Truhe, und als ich sie öffnete, war da einfach gar nichts. Ich war schon fast enttäuscht!« Sie lachte wieder. Ihr Lachen wurde immer wieder von Husten oder Kurzatmigkeit unterbrochen, aber sie lachte trotzdem weiter.

Eine Pflegekraft kam herein, um Frau C. für ein MRT ihrer Lunge abzuholen.

»Frau Özdemir, ich muss leider auflegen! Ich wollte Sie das nur wissen lassen mit der Truhe. Ich bin Ihnen wirklich sehr dankbar für alles, was Sie für mich getan haben. Danke, dass Sie mich nicht aufgegeben haben. In die Truhe zu schauen, war das Beste, was ich jetzt gerade hätte tun können«, sagte sie wieder mit ruhiger und rauer Stimme.

»Das haben Sie ganz allein getan. Ich hoffe, Sie sind stolz auf sich. Gute Besserung, werden Sie schnell wieder fit. Wir sehen uns in der Praxis wieder!«, sagte ich zuversichtlich.

»Das war ein schöner Abschied«, sagte sie und legte auf.

Das stimmte tatsächlich. Und es war – ohne dass wir es beide zu dem Zeitpunkt wussten – auch ein endgültiger Abschied.

Der MRT-Befund war besorgniserregend, Frau C. baute innerhalb der nächsten vierundzwanzig Stunden nach unserem Gespräch so stark ab, dass sie – nach einer kurzen Zeit auf der Intensivstation – verstarb.

Drei Tage nach unserem Telefonat erreichte mich die Nachricht ihres Todes durch ihren Sohn. Er war während ihrer letzten Minuten bei ihr. Ihre letzten Worte waren:

»Sag allen, ich bin ohne Angst gestorben.«

•

Ich werde immer wieder gefragt, ob mich die Geschichten meiner Patient:innen denn nicht emotional zu sehr mitnehmen und wie ich es aushalte, mir täglich traurige Schicksalsgeschichten anzuhören, ob ich denn nicht weinen muss, wenn ich traurige Geschichten höre.

Das ist mir aber noch nie passiert. Auch nicht ansatzweise. Ich sehe mich mehr wie eine Ermittlerin, die versucht, ganz logisch und rational die hinderlichen Gedankengänge und ihre Ursprünge sowie die Wege für das Umdenken zu finden.

Als mich die Nachricht des Todes von Frau C. erreichte und ich ihre letzten Worte hörte, kamen mir die Tränen. Aber nicht aus Trauer.

Denn dass ein fünfundachtzigjähriger, gesundheitlich stark angeschlagener Mensch möglicherweise nicht mehr lange lebt, ist leider sehr wahrscheinlich. Ich war nicht schockiert oder überrascht über ihren Tod. Ich war nur so erleichtert und froh über ihre letzten Worte. Ich freute mich von ganzem Herzen für sie.

Sie hatte fast ihr ganzes Leben lang mit der Angst gelebt, aber hat es dennoch geschafft, sie kurz vor ihrem Tod loszulassen. Sie hatte diesen Moment der Erleichterung, des Friedens und der inneren Ruhe noch erlebt.

Sie ist nicht in Angst gestorben.

Sie ist in Frieden gestorben.

Welches schönere Abschiedsgeschenk hätte sie sich selbst machen können?

Frau C. glaubte ein Leben lang an die Annahme, dass da etwas sei, was sie fürchten müsse. Sie ließ keinen an dieses Etwas heran. Wir waren also nicht in der Lage, diese Befürchtung auf ihren Realitätsgehalt zu überprüfen. Stimmt das überhaupt? Wie realistisch ist das? Was, wenn die Befürchtung realistisch ist und eines Tages eintreten sollte? Was kann ich dann tun? Welche Bewältigungsstrategien kann ich mir jetzt schon beibringen? Wie wappne ich mich für diesen Ernstfall? Kann ich diese befürchtete Situation radikal akzeptieren?

Frau C. überprüfte ihre Ängste nicht, weil sie sie nicht einmal wirklich kannte. Weil sie aber so große Angst vor der Konfrontation mit diesen diffusen Ängsten hatte, schaute sie auch nicht nach. Und da kommen wir dann zunächst nicht weiter. Wie soll etwas so Diffuses und Benebeltes wirklich überprüft werden? Es war wie ein Schatten, den sie mit sich trug, ohne zu schauen, woher denn die Lichteinstrahlung kam, der den Schatten erst möglich machte. Frau C. ist hier absolut kein Einzelfall. Viele Menschen leben schon so lange mit ihren Ängsten, dass sie gar nicht mehr wissen, wie sich ein angstfreier Zustand überhaupt anfühlt. Die Angst ist ein ständiger Begleiter, dessen Gegenwart nicht mehr hinterfragt wird. Wenn sie mal kurz weg ist, wundern sich viele Menschen, wo sie denn plötzlich geblieben ist. Und genau in dem Moment kommt sie natürlich zurück. Nicht selten führt das zur völligen Internalisierung der Angst. Also, die Angst wird als Teil des Selbst aufgenommen und akzeptiert. Man wird eins mit der Angst.

Die Angst ist ein Teil von mir.

Dieser Glaubenssatz wird dann nicht hinterfragt. Aktives Hinterfragen der Angstgedanken gestaltet sich bei internalisierter Angst auch sehr schwierig für die Betroffenen. Denn wie soll ich mich von etwas distanzieren, was ich bereits als festen Teil meiner Persönlichkeit akzeptiert habe? Je mehr die Angst als Teil des Selbst gesehen wird, umso schwieriger wird es, sie zu hinterfragen.

Also muss zunächst ein Zwischenschritt erfolgen, bevor die eigenen ängstlichen Gedanken hinterfragt werden, muss zunächst die Angst (beziehungsweise die Angststörung) externalisiert werden. Das bedeutet, dass die Angst als Teil außerhalb des eigenen Selbst und eigenen Körpers erlebt werden soll. Das kann durch gezielte Imagination erreicht werden. Ganz konkret versucht man sich die Angst als ein Wesen vorzustellen, das außerhalb des eigenen Körpers existiert.

Und das so detailliert wie möglich:

- Wie sieht die Angst aus?
- Welche Form hat sie, welchen »Körper« hat sie und wie heißt sie?
- Hat sie eine Stimme? Was sagt sie? Wann spricht sie üblicherweise?
- Ist sie immer da oder kommt sie zu bestimmten Zeiten/Situationen?

- Wie groß ist sie mittlerweile schon geworden? Wie viel Platz nimmt sie in deinem Zimmer, deiner Wohnung oder deinem Haus ein?
- Stell sie dir genau vor. Wenn du willst, zeichne sie.
- Gib ihr einen Namen. Sprich sie mit diesem Namen an. Mach sie zu einem lebendigen Wesen, das einen Namen trägt und zu dir spricht.

Denn das hat einen großen Vorteil: Du kannst ihr dann antworten. Du kannst hinterfragen, was sie dir erzählt, und du hast eine faire Chance gegen sie. Denn jetzt kennst du sie, sie blickt dir in die Augen und du hörst ihre Stimme. Du kannst »Nein« zu ihr sagen und »Stopp« rufen. Du kannst sie stumm stellen und sie aus deinem Zimmer werfen. Sie ist nicht mehr ein diffuser, unsichtbarer und undefinierter Zustand in dir. Sie ist jetzt für dich sichtbar, greifbar und alles, was sie sagt, ist verhandelbar.

Werde dir klar darüber, dass du die Oberhand hast. Deine Angst ist das, was du aus ihr machst und was du sie werden lässt. Definiere sie daher genau und nimm dadurch das Steuer deines Lebens wieder selbst in die Hand. Ein leeres Steuer übernimmt die Angst nur zu gerne.

Wenn du deine Angst nicht »besiegen« kannst, dann verhandle mit ihr.

Wie viel Raum darf sie noch einnehmen? Wie groß darf sie sich machen? Wie laut darf ihre Stimme sein und wann darf sie sprechen?

Du kannst dich auch mit deiner Angst verabreden. Du hörst ihr dann für einen bestimmten Zeitraum zu, aber nach der Verabredung muss sie sich dann wieder zurückziehen.

Aber das tut sie nicht. Sie ist trotzdem da. Sie kommt, wie sie will, höre ich dich jetzt sagen.

Das sind Annahmen, die du glaubst. Daher sind sie – zumindest für dich gerade – wahr. Aber stimmen sie überhaupt? Wer bestimmt, was du denkst?

Ein Gefühl der Angst? Oder du?

Wer hat Zugang zu deinen Gedanken? Wer hat Macht über deine Gedanken?

Warum fühlst du dich der Angst gegenüber so hilflos ausgeliefert? Wer ist diese Angst und wie viel Macht darf sie gerade über dich haben?

Und besonders wichtig, aber sehr unbequem ist die Frage:

Was hast du von der Angst?

Wie wir wissen, hat natürlich auch Angst eine Funktion. Sie wird mit Schutz vor Gefahr und Vorsicht in Verbindung gebracht und ist dafür auch sehr sinnvoll. Daher nennen wir sie in dem Zusammenhang auch rationale Angst. Die Angst ist also rational begründet. Bei einer Angststörung ist die Angst allerdings irrational. Das ist ein zentrales Kriterium, um eine Diagnose in dem Bereich zu stellen. Die Angst muss unbegründet und überzogen sein.

Im Beispiel von Frau C. war das so. Nur hatte die Angst bereits so viel Raum eingenommen und wurde so stark als Teil des eigenen Lebens und des eigenen Selbst wahrgenommen, dass sie zunächst gar nicht erst hinterfragt werden konnte. Damit wurde sie noch irrationaler. Wovor habe ich eigentlich Angst? Frau C. konnte das nicht einmal mehr beantworten. Erst als sie sich – aus eigenem Antrieb und Wunsch heraus – an die Angst herangewagt hat und sich mit ihr konfrontiert hat, wurde ihr bewusst, dass es keinen guten Grund gibt, Angst zu haben. Ihr Glaubenssatz war dabei: *Die Angst ist ein Teil von mir.* Kurz vor ihrem Tod konnte sie aber aufhören, das zu glauben. Denn sie fand keinen Grund für diese Annahme.

Erinnern wir uns kurz zurück. Wir fragen oft: »Woher kommt dieser Glaubenssatz?«, aber wir sollten auch fragen: »Warum bleibt dieser Glaubenssatz?«

Die Angst blieb im Leben von Frau C., denn sie erfüllte eine Funktion. Frau C. wurde schon früh in ihrem Leben mit dem Tod konfrontiert. Und das immer wieder. Es spitzte sich zu, als ihre Schwester in jungen Jahren plötzlich starb. Frau C. erlebte immer wieder einen Kontrollverlust. Erinnern wir uns zurück an die Kontrollüberzeugungen und die Attributionsstile. Wie attribuiere ich Ereignisse? Was glaube ich, wo die Kontrolle für die Ereignisse liegt? Wenn meine Schwester in jungen Jahren unerwartet stirbt, ist das dann ein Schicksalsschlag? War Gott dafür verantwortlich, das Leben oder eine bestimmte Person? Wer trägt die Schuld? Wer hat die Kontrolle? Warum passiert so etwas Schreckliches?

Frau C. attribuierte zunächst extern. Sprich: Sie hielt es für einen Schicksalsschlag, für Gottes Willen, und versuchte, Trost in der Kirche zu finden. Doch dann häuften sich die Unglücksfälle. Ein weit entfernter Onkel starb unerwartet, ihre Oma erlag ihrem Krebsleiden und einige Wochen später wurde die Familienkatze tot aufgefunden. Für Frau C. veränderte sich damit etwas. Sie hinterfragte Gott und wunderte sich über so einen Gott, der ihr so viele geliebte Menschen nahm. Sie fand keinen Sinn in den Geschehnissen.

Wenn wir uns die Dinge um uns herum nicht nachvollziehbar erklären können, fangen wir oft an, die Gründe dafür in uns selbst zu suchen: Warum passiert das immer wieder? Warum passiert es immer mir? Ich musste schon so viele Beerdigungen besuchen. Was habe ich denn verbrochen? Wofür werde ich hier bestraft?

Frau C. fing an, die Schicksalsschläge persönlich zu nehmen. In ihrer Logik war das nun eindeutig: Es musste etwas mit ihr zu tun haben! Damit veränderte sich ihre Kontrollüberzeugung. Sie nahm die Kontrolle für die Schicksalsschläge nicht mehr als external (Gott, Schicksal) wahr, sondern nun als internal (Ich) wahr.

Das war für sie fatal. Denn zunächst einmal stimmte das natürlich nicht. Sie konnte keine Kontrolle über das Leben und den Tod anderer Menschen haben. Sie entschied nicht, wer wie lange am Leben blieb, und hatte keine Kontrolle darüber, wer wann und wie starb. Sie dachte aber, die Kontrolle für diese Ereignisse zu haben, und lud damit auch eine immense Verantwortung und Schuld auf sich.

Zum anderen führte die Kontrolle, die sie sich aufgebürdet hatte, langfristig zu noch mehr Angst. Die Kontrolle über das Leben zu haben, ist eine Illusion. Zwar können wir gewisse Bereiche unseres Lebens ziemlich gut kontrollieren und uns über Routinen eine sichere Struktur schaffen. Aber wir können nicht vorhersagen, was das Leben für uns bereithält. Wir haben keine Ahnung, wie unser Leben in fünf Jahren aussehen wird, auch wenn wir einen Plan schmieden und darauf hinarbeiten. Wir wissen nicht, wie lange wir leben werden und wer uns wie lange in unserem Leben begleiten wird. Wir haben so wenig Kontrolle über unser Leben. Wenn uns das bewusst wird, kommt oft Angst auf. Um Angst und Unsicherheit zu vermeiden oder zumindest zu reduzieren, fangen wir an, Kontrolle auszuüben.

Das kann funktionale Bereiche haben, wenn wir zum Beispiel auf eine gesunde Ernährung achten und darauf, sich ausreichend zu bewegen und sich mit Menschen zu umgeben, die einem guttun, wenn wir für stabile finanzielle Verhältnisse arbeiten und auf die Signale des eigenen Körpers und der Psyche hören. Unterm Strich sind auch das Kontrollstrategien, nur eben sinnvolle.

Kontrollstrategien werden erst dann problematisch, wenn sie mehr Schaden als Nutzen anrichten. Wie es auch bei Frau C. der Fall war. Sie achtete nicht nur auf eine gesunde Ernährung und ausreichend Bewegung, sondern beschäftigte sich akribisch mit allem, was sie zu sich nahm, und war mindestens zweimal pro Woche beim Hausarzt, um sicherzugehen, dass sie gesund war. Sie isolierte sich und hielt sich von Menschen fern, die ihr eigentlich guttaten, um sich nicht mit Krankheiten anzustecken. Sie bekam Panik, wenn sie im Fernsehen eine Dokumentation über Herzerkrankungen sah, und überbewertete jedes Signal ihres Körpers.

Kontrolle um jeden Preis wurde also zu ihrem Gefängnis. Die Kontrolle, die eigentlich die Funktion hatte, ihr Sicherheit zu geben, verursachte langfristig noch mehr Angst und Unsicherheit. Das ging so weit, dass sie irgendwann nicht mehr genau sagen konnte, wovor sie eigentlich Angst hatte. Sie hatte sich in den problematischen Kontrollstrategien verloren und wusste nicht einmal mehr, warum sie diese überhaupt brauchte.

Wichtig ist also nicht nur, die Angst an sich zu hinterfragen, sondern auch alle Strategien, die wir auf dem Weg mit der Angst angesammelt haben.

- Welche Strategien habe ich entwickelt, um Angst und/oder Unsicherheit zu reduzieren?
- Welches Verhalten gibt mir das Gefühl der Kontrolle zurück, wenn ich gerade Angst habe?
- Welche Menschen geben mir ein Gefühl von Sicherheit, wenn ich gerade Angst habe?
- Halte ich an diesen Menschen nur aus Angst fest?
- Was würde ich eigentlich gerne tun, tue es aber aufgrund meiner Angst/Unsicherheit nicht?
- Welchen Nutzen habe ich durch meine Kontrollstrategien?
- Welchen Schaden habe ich durch meine Kontrollstrategien?

Am Beckenrand schwimmen
Glaubenssätze und Beziehungen

»Ich glaube, ich bin einfach beziehungsunfähig«, sagte Frau L. mit einem schiefen Lächeln. Sie war achtunddreißig Jahre jung und frisch getrennt. »Ich verstehe einfach nicht, wieso es nie klappt. Und mittlerweile glaube ich, es liegt wirklich an mir.«

»Was tragen Sie denn dazu bei?«, fragte ich.

»Ich lasse mich nicht wirklich darauf ein. Ich tu irgendwie nur so. Es ist so, als würde ich mit meinen Partnern immer nur am Beckenrand schwimmen. Nie wirklich fallen lassen und nie wirklich abtauchen«, erklärte sie. Frau L. hatte dieses wunderbare Talent, Situationen und ihre Stimmung in Bildern auszudrücken.

»Und warum lassen Sie sich nie ganz auf die Beziehung ein? Am Beckenrand zu schwimmen hat ja den Vorteil, dass man sich mit einem raschen Griff vorm Untergehen retten und schnell wieder aussteigen kann.«

»Genau. Es ist sicherer. Ich kann irgendwie nicht anders«, sagte sie und zog die Schultern hoch.

»Was heißt Nähe und Bindung für Sie?«, fragte ich.

»Hmm … nichts Gutes.« Sie grinste verlegen. »Na ja, also, ich weiß nicht. Es fühlt sich so komisch an. Wenn ein Mann liebevoll zu mir ist, meine ich. Also einerseits wünsche ich mir ja genau das, es gefällt mir natürlich. Aber es fühlt sich oft auch so schwer an.«

»Schwer?«

»Schwer zu ertragen.«

»Warum?«, wollte ich wissen.

»Weil ich es irgendwie nicht annehmen kann. Ich fühl mich besser, wenn keine Emotionen im Spiel sind. Na ja, stimmt auch nicht. Ich will schon geliebt werden und ich liebe auch. Aber ich kann so schwer mit den Gefühlen umgehen, wenn sie da sind«, erklärte sie.

»Beschreiben Sie mir das bitte detaillierter. Wie genau sind Ihre letzten Beziehungen verlaufen?«

»Ich hatte drei feste und langjährige Beziehungen bisher. Die erste war halt die Jugendliebe. Wir waren drei Jahre zusammen. Er liebte mich abgöttisch. Ich dachte, ich würde ihn lieben. Aber ich glaube, ich tat es nie. Ich wusste gar nicht, was Liebe war. Und vielleicht weiß ich es bis heute nicht. Ich war ihm eine gute Freundin, aber keine Partnerin. In einer Freundschaft war ich ohnehin immer sehr viel besser als in einer Beziehung. Ich war noch sehr jung. Ich glaube, ich habe das da auch ein bisschen durcheinandergebracht.«

»Und wie endete die Beziehung?«

»Ich brach ihm das Herz, indem ich Schluss machte. Ich konnte einfach nicht. Er sprach von ewiger Liebe und Hochzeit. Ich fühlte mich gefangen«, erklärte sie trocken.

»Und die zweite Beziehung?«, fragte ich.

»Das war Liebe auf den ersten Blick. Wir lernten uns während meines Nebenjobs kennen. Ich studierte zu der Zeit noch und er ebenso. Er hatte seinen ersten Tag auf der Arbeit. Wir sahen uns und ich hatte sofort dieses Gefühl von Schmetterlingen im Bauch. Und ich sah ihm gleich an, dass es ihm genauso ging. Es dauerte nur wenige Tage, bis er mich nach einem Date fragte, und es brauchte nur wenige Dates, bis wir fest zusammen waren. Er war romantisch und aufmerksam. Er war unfassbar cool und von so vielen anderen Frauen heiß begehrt. Es fühlte sich an wie der absolute Jackpot. Zum ersten Mal dachte auch ich an Hochzeit und ewige Liebe.«

Ihre Augen leuchteten, während sie berichtete.

»Klingt, als hätten Sie sich da eingelassen. Weit weg vom Beckenrand. Was geschah dann?«, fragte ich leise.

»Das, was immer geschieht, wenn man sich einlässt: Man wird enttäuscht«, sagte sie leise. Das Leuchten in ihren Augen verschwand. »Es stellte sich raus, dass er doch nicht so ein Jackpot war, wie ich dachte. Er war auch impulsiv, aggressiv und manipulativ. Er bedrohte mich, drangsalierte mich und brachte mich absichtlich in Gefahr. Ich machte das eine Weile lang mit, weil ich dachte, ich könnte ihm helfen. Wir kriegen das schon hin. Vielleicht braucht er nur eine Therapie oder ein Medikament, was ihm hilft? Aber er sah das anders. Er hielt mich für das Problem. Ich musste mir Sätze anhören wie: ›Wenn du mich nicht so aufgeregt hättest, dann hätte ich auch nicht das Auto fast in den Graben gefahren.‹ Dabei war ich total zahm zu der Zeit. Ich habe wirklich nichts gemacht, was unseren Tod gerechtfertigt hätte.«

»Gaslighting. Täter-Opfer-Umkehr. Victim-Blaming. Emotionale Misshandlung«, sagte ich mehr zu mir selbst als zu ihr.

»Ja. Genau! Das habe ich alles erst hinterher erfahren. Er hat das so geschickt gemacht. Jedes Mal habe ich mich schuldig und verantwortlich gefühlt. Aber das ist Jahre her. Es belastet mich heute auch nicht mehr. Ich bin nur froh, dass ich den Absprung geschafft habe.«

»Sie haben Schluss gemacht?«

»Ja. Auch wieder nach drei Jahren. Einmal ging er zu weit. Bedrohte mich, schubste mich und versuchte, mir eine Todesangst einzujagen. Aber es funktionierte nicht mehr. Ich war da bereits eiskalt geworden. Das ist wie so ein Schutzmantel bei mir. Wenn ich merke, ich werde verletzt oder es droht die Gefahr der Verletzung, dann mache ich zu. Ich werde kalt. Er konnte mich dann nicht mehr verletzen. Aus dieser Kälte bezog ich dann auch meine Kraft, da auszusteigen und die Beziehung zu beenden«, erzählte sie und ich spürte die Kälte. Ihre Mimik wurde steinhart und ihr Blick leer.

»Wie lange nach der Beziehung blieben Sie dann so *kalt*?«, fragte ich sie.

»Bis heute«, sagte sie nüchtern. Ich spürte aber etwas Traurigkeit in ihren Worten.

»Nach ihm ließen Sie sich also nie wieder emotional auf eine Beziehung ein? Sie blieben am Beckenrand?«, fragte ich.

»Ja.«

»Wie lief dann die letzte Beziehung?«

»Kalt.« Jetzt lächelte sie leicht. »Na ja, sie entstand aus etwas Kaltem heraus. Aus Vernunft und eher rationalem Denken. Nicht aus Emotionen. Keine Liebe auf den ersten Blick und auch keine Schmetterlinge im Bauch. Also, er war schon ein toller Mann und ich achtete und respektierte ihn auch. Aber ich liebte ihn nicht. Wir waren mehr wie Freunde, wobei ihm das sicher nie so klar war. Er liebte mich auf seine Weise schon«, erzählte sie nachdenklich.

»Das heißt, Sie sind die Beziehung aus Vernunft eingegangen und er aus Liebe?«

»Ja. Na ja, nicht ganz. Ich glaube, seine Liebe ist auch eher eine vernünftige Liebe. Nicht so leidenschaftlich und emotional. Und das fand ich zu dem Zeitpunkt ganz gut. Denn ich war eiskalt. Ich wollte kein Feuer, das mich erwärmt und mein Schutzschild schmelzen lässt.«

»Wie ging es zu Ende?«, fragte ich.

»Ich trennte mich. Nach sieben Jahren. Das war das erste Mal, dass ich es so lange in einer Beziehung aushielt, und das nur, weil es im Grunde keine echte Beziehung war. Wir haben mehr so nebeneinanderher gelebt und uns im Alltag unterstützt. Aber es war okay. Es gab kein Streit oder Drama. Keine großartigen Sorgen. Aber es wurde auch langweilig und einengend und trist. Ich würde gerne wieder mehr Wärme spüren, aber erstens ist er nicht der Richtige dafür und zweitens macht es mir unheimlich viel Angst.«

»Die Wärme – also die Bindung und Nähe, die echte Intimität, die macht Ihnen Angst?«, fragte ich ruhig.

»Ja. Sie ist bedrohlich für mich. Wie bei der zweiten Beziehung. Da lasse ich mich einmal wirklich ein und dann so was. Warum wird man immer bestraft, wenn man Gefühle zulässt? Warum tun Gefühle am Ende immer nur weh?« Sie blickte traurig in die Ferne.

»Man wird bestraft, wenn man Gefühle zulässt«, wiederholte ich ihre Worte. »Glauben Sie das?«

»Ja. Total«, erwiderte sie.

»Wie kommen Sie darauf? Abgesehen von Ihrer zweiten Beziehung? Denn wenn ich das richtig verstanden habe, haben Sie schon vorher keine Gefühle zugelassen, oder?«

»Ja, das ist richtig. Ich weiß auch nicht genau. Ich glaube, es kommt von meinen Eltern. Die waren so verrückt.«

»Inwiefern?«, hakte ich nach.

»Die haben sich wirklich abgöttisch geliebt. Aber jeden Tag flogen die Fetzen. Sie stritten ständig und so laut und so destruktiv. Meine Mutter ging mehrfach mit einem Messer auf meinen Vater los. Mein Vater schmiss mit Gegenständen um sich und beleidigte sie. Das ging oft bis tief in die Nacht so. Ich habe als Kind so viele Nächte wach in meinem Bett gelegen und gehofft, dass der Lärm endlich aufhört. Wenn der Lärm aufhörte, dann wusste ich nämlich, dass sie sich wieder vertragen hatten. Dann wurde es still. Und am nächsten Morgen waren sie das verliebte Ehepaar, was so tat, als sei nie etwas gewesen.« Ich sah in ihren Augen, dass da Traurigkeit war, und ich erwartete, dass sie weinen würde. Doch sie lächelte leicht, während ihre Augen traurig ins Weite schauten.

»Bindung war für Sie also chaotisch, unsicher, sogar gefährlich? Waren das Ihre ersten Bindungserfahrungen?«, wollte ich wissen.

»Ja, so war es. Meine Rolle änderte sich mit der Pubertät ein wenig. Ich war dann nicht mehr nur das ruhige Kind, das wartete, bis es auch um es herum still wurde. Sondern aufgrund meiner ruhigen Art wurde ich zur Vermittlerin meiner Eltern. Wenn sie stritten, riefen sie mich hinzu, um zu vermitteln. Ich sollte dann sagen, wer recht hatte. Es war einerseits so furchtbar, mir das alles so detailliert anhören zu müssen, aber andererseits hatte ich das Gefühl, dass ich etwas bewirken kann. Mir wurde in solchen Situationen zugehört und ich war wichtig. Ich konnte für die Ruhe sorgen, wenn ich nur das Richtige sagte. Und es klappte erstaunlich gut. Da lernte ich, kalt zu werden.«

»Weil Sie es ohne diesen Schutzmantel nicht ausgehalten hätten?«, fragte ich.

»Ja. Ich brauchte das. Dieses Absondern von meinen Gefühlen und von deren Gefühlen. Denn die waren zu heftig und ich sah jeden Tag, was Gefühle anrichten konnten. Es war jeden Tag Drama und Krieg. Nur wegen Gefühlen.« Sie atmete tief aus. Es schien, als wäre ihr zum ersten Mal bewusst geworden, was sie ihr Leben lang unbewusst dachte.

Drama und Krieg nur wegen Gefühlen.
Gefühle richten Drama und Krieg an.
Gefühle sind gefährlich.

»Also lernten Sie, Ihre Gefühle unter dem Schutzmantel der Kälte zu verbergen? Denn sie verschwinden ja nicht.«

»Ja. Das ist meine Stärke geworden. Im Grunde weiß niemand, was ich wann fühle, und ich bin oft ein Buch mit sieben Siegeln für andere. Zumindest höre ich das oft. Die meisten Menschen denken, ich wäre total stark und selbstbewusst, weil ich immer einen ›kühlen Kopf‹ bewahre und so wirke, als könne mir niemand was anhaben. Aber das stimmt nicht. Im Grunde bin ich unheimlich zerbrechlich. Ich musste schon so viel Verletzungen einstecken, dass ich oft denke, dass ich keine weitere mehr ertragen würde. Dass ich einfach zusammenbrechen würde. Aber ich zeige es niemanden. Das darf keiner wissen, verstehen Sie?«

»Weil Sie sonst verletzt werden könnten? Denn, wenn Sie nach außen stark wirken, trauen sich auch weniger Menschen, Sie anzugreifen«, vermutete ich.

»Genau. Aber es ist halt eine Sackgasse. Also eigentlich ist es total hilfreich für mich und mein Leben. Aber …« Sie stockte.

»Aber nicht, wenn es um Beziehungen geht?«, ergänzte ich vorsichtig.

»Ja. Dann nicht. Dann ist es ziemlich scheiße. Ich fühle eigentlich so viel und so intensiv. Gerade wenn ich wirklich liebe. Aber wenn ich es zeige, dann macht es mir sofort Angst. Denn wenn ich mich emotional wirklich einlasse, werde ich verletzt.«

»Weil Sie die Erfahrung schon mehrfach gemacht haben. Haben Sie denn schon mal andere Erfahrungen zugelassen?«, fragte ich.

»Nein. Wirklich geliebt habe ich nur den einen bisher und der hat es missbraucht. Und das schreckt mich davor ab, es noch mal zu versuchen.«

»Das heißt dann aber auch, dass Sie im Moment keine korrigierenden Beziehungserfahrungen mehr machen können. Dass Sie die Annahme »Bindung ist Gefahr/Chaos/unsicher/Drama/Krieg« nicht praktisch hinterfragen können. Klar, wir können das hier gedanklich hinterfragen, aber manchmal ist es viel effektiver, die eigenen Glaubenssätze durch neue Erfahrungen zu verändern«, erklärte ich.

»Aber das ist ganz schön riskant«, sagte sie zögerlich. »Sagen wir mal, ich fange wieder an zu daten und verliebe mich in einen Mann und er sich auch in mich. Und dann lasse ich die Gefühle zu, zeige sie auch und alles ist erst mal gut. Was, wenn es dann wieder scheiße wird? Er mich verletzt und vielleicht sogar misshandelt?«

»Was, wenn es gut geht? Er genauso liebevoll und fürsorglich bleibt, wie er zu Beginn war? Die Beziehung wird sich über die Zeit verändern, wachsen und reifen. Aber sie muss ja nicht zwingend schlechter werden.«

»Hmm.« Das klang nicht überzeugt. Sie dachte nach.

»Mir geht es nicht darum, Ihnen eine Traumwelt vorzuspielen, in der alle Menschen sich lieben und gut zueinander sind. So ist es nämlich nicht. Mir geht es eher um die realistische Abwägung. Es ist viel wahrscheinlicher, dass Sie einen liebenswerten Mann treffen als einen manipulativen Mann, der Sie misshandelt. Einfach statistisch gesehen. Ganz neutral. Das heißt nicht, dass Sie nicht doch negative Erfahrungen in einer neuen Beziehung machen können. Es geht nur darum, dass Ihr Bild von Beziehungen und anderen Menschen aktuell noch negativ geprägt ist aufgrund Ihrer Erfahrungen. Das bedeutet aber nicht, dass die Realität auch so aussieht. Es ist bisher noch Ihre Wahrnehmung. Und die kann sich verändern, wenn Sie neue Erfahrungen machen. Die Frage ist, wollen Sie sich darauf einlassen? Denn klar besteht immer das Restrisiko, dass Sie wieder verletzt werden könnten. Aber da ist die nächste Frage, die sich stellt: Halten Sie das aus? Halten Sie sich selbst für stark genug oder für schwach und hilflos? Welches Bild haben Sie von sich selbst und Ihren Fähigkeiten?«

Und genau hier sollten wir zuerst ansetzen, wenn es um das Thema Beziehungen geht: um die Beziehung zu sich selbst. Es ist wichtig zu hinterfragen, welches Bild man im Grunde von sich selbst hat, und dieses gegebenenfalls etwas anzupassen und zu stärken. Denn wieso sollte ein Mensch sich einer Beziehung aussetzen, obwohl er Bindungen generell für gefährlich hält und sich selbst für schwach hält? In dem Fall ist die logische Konsequenz, sich vor Beziehungen zu schützen. Total nachvollziehbar. Aber wenn hinterfragt wird, warum man sich selbst als schwach oder hilflos betrachtet und ob das überhaupt der Realität entspricht, dann kann auch die Beziehung zu sich selbst hinterfragt und neu geformt werden.

- Warum denke ich so von mir selbst?
- Warum rede ich so mit mir selbst?
- Warum bin ich so erbarmungslos mit mir selbst?
- Stimmt das, was ich über mich selbst denke, überhaupt?
- Wie sehen andere Menschen mich?

Wenn wir eine gesunde und realistischere Beziehung zu uns selbst haben, können wir auch viel eher eine gesunde Beziehung zu anderen Menschen aufbauen. Und hier stehen wir wieder an diesem Punkt, an dem es um Selbstverantwortung geht. Übernehmen wir die Verantwortung für unsere eigenen Gefühle, Befindlichkeiten und Bedürfnisse und erfüllen wir uns diese auch weitestgehend selbst! Unsere Partner:innen sind keine Bedürfniserfüllungsmaschinen und dürfen auch nicht dafür missbraucht werden. Unsere Partner:innen sind weder für unsere Gefühle noch für unsere negativen Vorerfahrungen oder unerfüllten Bedürfnisse aus der Kindheit verantwortlich.

Frau L. hatte das unerfüllte Bedürfnis nach Sicherheit in Bindungen. Nach einer stabilen Bindung, die berechenbar war, und nach funktionaler und friedlicher Kommunikation. Denn in ihrer Kindheit lernte sie, dass Bindung sehr unsicher und unvorhersehbar war.

Kontrolle über das Geschehen hatte sie nicht. Bis sie etwas älter wurde und als Vermittlerin zwischen ihren Eltern fungieren sollte. Das gab ihr einerseits das Gefühl von Kontrolle und Wirksamkeit (»Ich kann etwas bewirken/verändern/Einfluss nehmen«). Andererseits überwältigte sie die Last der Verantwortung, die ihr da als

Kind von ihren Erziehungsberechtigten übertragen wurde – eine Verantwortung, die viel zu groß und absolut unangemessen war. Also schützte sie sich und ihre Gefühlswelt durch das Abschotten oder Wegdrücken der aufkommenden Emotionen. Die *Kälte* machte sie kühl-distanziert, hatte aber die wichtige Funktion, sie zu schützen. In diesen Momenten ihrer Kindheit war es also eine notwendige Strategie, die sie brauchte, um die Situationen zu bewältigen.

Langfristig hatte diese Strategie aber den Nachteil, dass sie kaum noch Menschen an sich heranließ. Sobald eine engere Bindung entstand, schaltete sie in den kühl-distanzierten Modus und schützte sich so vor Verletzungen, die noch nicht mal im Entstehen waren. Ein weiterer Nachteil dieser Strategie ist, dass sie sich selbst der Möglichkeit beraubt, korrigierende Beziehungserfahrungen zu machen. Wenn ich mich nie jemandem emotional öffne, dann kann ich auch nie das warme Gefühl der Vertrautheit, Intimität und Geborgenheit im zwischenmenschlichen Bereich spüren. Ich beraube mich also selbst dieser Erfahrung. Hier stellt sich die Frage nach Kosten und Nutzen:

- Ist es mir das wert, auf das Gefühl von zwischenmenschlicher Liebe zu verzichten, nur damit ich dem Risiko entgehe, möglicherweise verletzt zu werden?
- Welchen Preis zahle ich für hinderliche Glaubenssätze wie »In Beziehungen wird man nur verletzt«, »Beziehungen sind gefährlich« oder »Im Grunde kann man keinem Menschen vertrauen«?

Aufgrund einzelner Erfahrungen, die wir in unserem Leben gemacht haben, schließen wir auf die Gesamtheit der Menschen. Wir nehmen nicht nur anderen Menschen die Chance, eine echte, tiefe und intime Beziehung zu uns aufzubauen, sondern auch uns selbst die Möglichkeit, diese schöne Erfahrung zu machen. Auch wenn diese Beziehungserfahrung vielleicht nicht lange andauert, auch wenn sie vielleicht verletzend sein kann oder Angst machen kann. Ich sage nicht, dass jede Beziehung des Lebens ein wunderschönes Märchen ewiger Liebe wird. Ich weise nur darauf hin, dass jede Beziehung eine Erfahrung ist, die uns genau um eine Erfahrung reicher macht.

Warum sollten wir in unserem Leben auf einen Reichtum an Erfahrungen verzichten wollen?

Für zwei leben
Glaubenssätze behalten

Herr S. atmete tief aus, während er sich in den Sessel niederließ. Er hatte immer ein Thema dabei. Ich musste nicht viel fragen und auch keine Atmosphäre des Vertrauens schaffen. Die therapeutische Beziehung war mittlerweile stabil und er fühlte sich hier wohl.

»Das, was Sie da in der letzten Sitzung über die Sache mit den Glaubenssätzen gesagt haben, hat ganz schön gesessen. Also, es hat mich eine Weile beschäftigt«, fing er gleich an.

Ich nickte nur kurz, um zu zeigen, dass ich aktiv zuhörte. Ich musste nicht viel sagen. Ich wusste, er würde ohne Aufforderung fortfahren.

»Mir ist nämlich aufgefallen, dass dieser Glaubenssatz ›Ich muss funktionieren‹ mich immer bis zum Äußersten treibt und ich mir so gut wie nie Pausen genehmige oder mich schlecht fühle, wenn ich mich mal krankmelden muss. Was übrigens sehr selten vorkommt. Da muss ich schon richtig ausgeknockt sein. Es gibt echt so viele Situationen, in denen ich richtig merke, dass ich aufgrund dieses Glaubenssatzes gerade so denke, handle oder fühle«, erklärte er weiter.

Wir waren schon ausgesprochen weit in der Behandlung und Herr S. war einer der selbstreflektiertesten Menschen, die ich behandeln durfte. Kaum ein Mensch saugte dieses Wissen aus den einzelnen Sitzungen so auf wie er. Ich vermutete bei ihm daher auch schon sehr früh ein starkes Leistungsmotiv. *Ich muss Leistung erbringen. Ich muss funktionieren. Ich darf keine Fehler machen.*

»Und haben Sie die Annahmen in den Situationen oder danach hinterfragen können?«, fragte ich.

»Ja, das hat wirklich gut funktioniert. Und ehrlich gesagt auch ein bisschen Spaß gemacht. Es ist so interessant, wie wir Menschen ticken. An einer Stelle musste ich echt über mich lachen. ›Wieso denke ich so einen Scheiß?‹, dachte ich da nur und hab laut losgelacht. Das hatte was Befreiendes.«

»Das klingt großartig. Das heißt, das Hinterfragen der Annahmen hatte auch direkt einen Effekt auf Ihre Gefühle«, sagte ich.

»Ja. Also, erst nicht. Aber mit der Zeit schon. Anfangs war es wirklich anstrengend. Ich habe es mir immer aufgeschrieben. Nach diesem Protokoll von dem ABC-Schema. Und zwischenzeitlich hat es mich richtig genervt. Aber dann merkte ich, was ich da eigentlich gerade alles über mich lerne. Über meine Gedankenwelt. Und wie sie gestreut wird. Und es hat mich irgendwie wütend gemacht. Wieso habe ich das nicht selbst unter Kontrolle? Wieso entscheide ich das nicht bewusst, was ich denke? Wieso passiert das so automatisch? Ich wollte diesen automatischen Prozess aufhalten. Das hat mich irgendwie angespornt weiterzumachen«, sagte er leicht aufgeregt.

»Haben Sie eine konkrete Situation als Beispiel?«, wollte ich wissen.

»Ja, zum Beispiel hatte ich einen Streit mit meinem Chef. Der Penner wollte mal wieder, dass ich länger mache. Obwohl ich schon mehr Aufgaben erledigt hatte, als nötig gewesen wären. Zwei der Kollegen waren nämlich krank. Ich habe den Laden quasi allein geschmissen und alles abgearbeitet. Ich war megastolz auf mich. Aber der Penner kam mit weiteren Aufgaben um die Ecke, als ich gerade gehen wollte.«

»Und was haben Sie da gedacht?«, hakte ich ein.

»Erst dachte ich nur: Was für ein Arschloch ist das eigentlich! Ich habe doch schon alles gemacht. Ich war so empört. Aber dann habe ich mich irgendwie schnell schlecht gefühlt. Ich dachte, ich muss das machen, wenn er das fordert. Da haben wir's wieder: *Ich muss funktionieren. Ich muss Leistung erbringen.*«

»Sonst was?«

»Puh. Gute Frage. Sonst …« Er dachte nach und atmete tief aus, bevor er sagte: »Sonst enttäusche ich vielleicht.«

»Wen?«, fragte ich.

Die Stimmung war jetzt gedrückt. Schwer. Er brauchte für seine Verhältnisse eine ganze Weile, bis er antwortet.

»Meinen Zwillingsbruder.«

Das kam unerwartet. Herr S. hatte seinen Zwillingsbruder nur zu Beginn der Therapie kurz erwähnt und ansonsten einen weiten Bogen um das Thema gemacht. Er hatte eine sehr innige Beziehung zu seinem eineiigen Zwilling. Allerdings verstarb dieser bei einem Unfall, an dem auch Herr S. beteiligt war. Er hatte keine Schuld, aber er konnte seinem Bruder keine Erste Hilfe leisten, da er selbst schwer verwundet wurde und nur knapp mit dem Leben davonkam.

»Ich fühle mich nicht verantwortlich für seinen Tod. Das denken immer gleich alle. Aber das ist es nicht. Ich weiß, dass ich da keine Schuld hatte und auch nichts hätte ändern können. Ich habe selbst ziemlich knapp überlebt. Aber wir waren gerade mal neunzehn Jahre jung und das beste Team, das man sich vorstellen kann. Ich vermisse ihn jeden Tag und ich führe oft innere Dialoge mit ihm. Ständig denke ich so was wie: ›Wenn er das jetzt nur sehen könnte.‹ Ich will so viel mit ihm teilen, aber er ist einfach nicht mehr da.«

Herr S. sackte in sich zusammen. Ich hatte ihn noch nie so hilflos und traurig erlebt. Er war ein sehr lebensbejahender Mensch und ein absoluter Hedonist. Er liebte das Leben und erfreute sich auch an Kleinigkeiten. Man konnte ihn nicht so schnell aus einer guten Stimmung reißen. Ich wusste also, dass es ein äußerst seltener Moment war, ihn so hilflos zu sehen. Ich war insgeheim dankbar dafür, dass er mir diese Seite von sich anvertraute. Denn ich wusste, es musste ihm besonders schwerfallen.

»Und warum glauben Sie, dass Sie Ihren Zwillingsbruder enttäuschen könnten, wenn Sie nicht genug leisten?«, fragte ich.

»Ich weiß nicht genau. Ich glaube, ich will ihn beeindrucken. Ich will, dass er stolz auf mich ist. Ich will für ihn mit leben. Ich wurde vom Tod verschont, er nicht. Und manchmal fühle ich mich schuldig, dass ich der eine Zwilling war, der überlebte, und nicht er. Also verstehen Sie mich nicht falsch, ich wünsche mir nicht den Tod und liebe das Leben. Ich bin dankbar, dass ich überlebt habe. Aber er hätte es einfach auch so sehr verdient, am Leben zu sein.«

Ich will für ihn mit leben. Der Satz beschäftigte mich.

»Und deshalb müssen Sie besonders viel leisten? Weil Sie sowohl Ihren Erfolg als auch seinen Erfolg sicherstellen wollen?«, fragte ich vorsichtig. Denn ich war mir nicht sicher bei dieser Annahme.

»Ja. Schon irgendwie. Ich habe oft das Gefühl, er ist noch bei mir und begleitet mich durch meine besten, aber auch meine schwersten Stunden. Ich sehe ihn nicht oder höre seine Stimme nicht. Aber ich fühle ihn manchmal. Ich meine das nicht auf eine verrückte Art und Weise. Keine Sorge.«

»Nichts daran ist verrückt«, bestätigte ich.

»Wenn Menschen mich fragen, wie ich das alles schaffe, was ich so beruflich leiste, dann finde ich es irgendwie cool. Ich weiß, dass viele dieses Pensum nicht erreichen, und ich fühle mich dann etwas überlegen. Das gibt mir schon was. Aber wenn ich abends zu Hause sitze und mich ernsthaft frage, warum ich eigentlich so viel leiste und auch nicht aufhören kann damit, dann fällt mir immer nur mein Bruder ein. Ich habe das Gefühl, dass ich ihn bei seinem Tod mitgenommen habe und seitdem durch mein Leben trage. Er begleitet mich und ich fühle mich gut damit. Ich will diesen krassen Abschied nicht. Ich will, dass er bleibt, und ich bin bereit, doppelt so viel zu leisten, nur um ihm gerecht zu werden.«

»Was meinen Sie mit *ihm gerecht werden wollen*?«, wollte ich wissen.

»Er war auch sehr intelligent und ehrgeizig. Er hätte eine steile Karriere hingelegt, da bin ich mir sicher. Ich kann hier keine halben Sachen machen. Wenn schon, dann richtig. Er hat es verdient. Das ist das Mindeste, was ich für ihn tun kann.« Seine Augen leuchteten jetzt. Es erfüllte ihn mit Stolz, sich den Erfolg mit seinem Bruder zu »teilen«.

Ich dachte lange über die Aussagen von Herrn S. nach. Der Tod gehört zum Leben, aber fühlt sich so verdammt unfair an. Es ist so unkontrollierbar und gerade bei jüngeren Menschen kommt er oft aus dem Nichts, aus dem Hinterhalt. Wir fühlen uns schnell vom Leben verraten, wenn junge Menschen sterben. Menschen gehen mit derartigen Schicksalsschlägen unterschiedlich um. Herr S. hat die wichtigste Bezugsperson seines Lebens in viel zu jungen Jahren auf tragische Art und Weise verloren. Wie bewältigt man so was?

Herr S. ist genau wie in seinem Leben auch in seiner Bewältigungsstrategie hoch funktional. Er versucht ständig, das Beste aus allem herauszuholen. Er gibt sich nur mit dem Besten zufrieden. Und nach dieser Sitzung verstand ich, warum.

In früheren Sitzungen hatten wir schon seinen Glaubenssatz »Ich muss immer besonders viel leisten« aufgespürt. Das war sein innerer Antreiber. Aber warum eigentlich? Wir arbeiteten an diesem Leistungsmotiv und hatten ein paar Puzzleteile entdeckt: stark leistungsfordernde Eltern, Anerkennung nur durch besondere Leistung erhalten und stetiger Erfolg, der ihn nur weiter bestätigte und seine Glaubenssätze sowie sein Verhalten weiter bekräftigte. Er hatte bisher kaum Nachteile durch diese Glaubenssätze. Wir können also nicht direkt von *hinderlichen* Glaubenssätzen sprechen. Sie wurden erst zum Problem, als er aufgrund einer körperlichen Erkrankung, die mehrere Monate anhielt, nicht mehr so leistungsfähig war wie vorher. Er hielt diese »Leistungsschwäche« sehr schwer aus, sodass seine Stimmung immer mehr darunter litt.

In der letzten Sitzung hatte ich nun ein weiteres, sehr wichtiges Puzzleteil seines Leistungsmotivs erhalten: Seinen verstorbenen Zwillingsbruder konnte er durch seinen Erfolg irgendwie für sich am Leben erhalten. Nicht ganz und nicht so wie gewünscht. Aber es war seine einzig verfügbare Strategie, seinen Bruder ein Stück weit bei sich zu behalten und an seinem Leben teilhaben zu lassen.

Ich fragte mich, ob das wirklich so hinderlich ist und ob wir an diesem Glaubenssatz wirklich arbeiten sollten? Es war schließlich seine Bewältigungsstrategie und er kam gut zurecht mit ihr. Er wollte seinen Bruder nicht loslassen. *Ich will keinen krassen Abschied.* Er war nicht so weit und musste es auch nicht werden.

Unsere Glaubenssätze erfüllen eine Funktion. Die Funktion seiner Glaubenssätze war, seine Trauer zu bewältigen. Sollten wir ihm das wirklich nehmen? Würde er sich das nehmen lassen? Ich denke nicht.

Und wenn wir an diesen Glaubenssätzen arbeiten und sie hinterfragen, welche Bewältigungsstrategie für seine Trauer hat er dann noch? Wir müssten also zunächst eine alternative Bewältigung für seinen Verlust erarbeiten, bevor wir überhaupt an den Glaubenssätzen schrauben.

Ich diskutierte das offen mit Herrn S. und wir entschieden uns für einen Mittelweg. Er wollte diese Art der Trauerbewältigung nicht loslassen, aber er hinterfragte das Pensum der Leistung, das er erbringen »musste«.

- Muss es wirklich so viel sein?
- Muss es wirklich ständig sein?
- Kann ich mir auch mal Pausen erlauben?
- Was tut mir eigentlich gut?
- Worüber – außer Leistung – kann ich noch Anerkennung erhalten?
- Worüber würde mein Bruder sich freuen? Was würde er gerne tun? Würde er ständig nur arbeiten?

»Mein Bruder war auch so ein Lebemensch wie ich. Der wäre gar nicht so glücklich, wenn er ständig nur arbeiten müsste«, sagte er einmal und erinnerte sich selbst daran, dass auch er ein »Lebemensch« war, der das Leben eigentlich in vollen Zügen genoss. Er baute angenehme Aktivitäten wieder ganz bewusst in seinen Terminkalender ein und lernte, dass auch er Pausen machen durfte und das Leben wieder genießen durfte. Die Erlaubnis konnte er sich aber erst durch das Hinterfragen aus der Perspektive seines Bruders geben. Was würde mein Bruder tun? Was würde ihm gefallen?

Er war nicht bereit, die Verbindung zu lockern und sich zu hundert Prozent auf sich selbst zu konzentrieren. Aber, wie er berichtete. lag sein Fokus mittlerweile zu sechzig Prozent bei ihm selbst und »nur« noch zu vierzig Prozent bei seinem Bruder. Und das ist ein guter Kompromiss.

Wer bin ich, seine Trauerbewältigung als letzte Verbindung zu seinem Bruder zu bewerten und sie ihm wegnehmen zu wollen? Er war reflektiert genug, die Vor- und Nachteile abzuwägen, und ihm war bewusst, was seine Glaubenssätze waren und in welchen Situationen sie besonders aktiv waren. Er konnte seine Gedanken hinterfragen und durch alternative Gedanken ersetzen und damit Einfluss auf sein Befinden nehmen. Er entschied sich bewusst dazu, die dahinter liegenden Annahmen nicht zu verändern, und wollte sie sich nicht nehmen lassen. Auch das ist eine absolut legitime Entscheidung. Jede:r hat das Recht darauf, ihre:seine Glaubenssätze, Annahmen, Gedanken und Gefühle zu behalten, wenn sie oder er das möchte. Wir müssen nicht alle Glaubenssätze, die wir haben, verändern und niemand ist gezwungen, sich mit den eigenen Annahmen zu befassen. Es ist nur ratsam, sie zu kennen, sich ihrer bewusst zu sein und den Zusammenhang zu dem aktuellen Verhalten herzustellen. So können wir uns selbst besser verstehen, unsere Verhaltensmuster erkennen und Einfluss auf diese nehmen, wenn wir das möchten. Wir handeln dann selbstverantwortlich und erhöhen unsere Selbstwirksamkeit, was wiederum unser Selbstbewusstsein stärkt. Wir *können* aus diesem Bewusstsein heraus auch unsere Glaubenssätze verändern. Aber wir *müssen* nicht. Wir dürfen sie auch behalten.

Bittersüßer Stolz
Supervision

»Das haben Sie wirklich gut gemacht. Die Patientin hatte eine eher ungünstige Prognose und es fiel ihr ziemlich schwer, wirklich zu vertrauen und sich auf die therapeutische Beziehung einzulassen. Aber Sie haben nicht lockergelassen und sehr schnell den richtigen Draht gefunden, um eine vertrauensvolle therapeutische Beziehung herzustellen. Was für eine großartige Behandlung«, sagte mein Supervisor. Wir Psychotherapeut:innen stehen glücklicherweise nicht ganz allein da, sondern besprechen unsere Behandlungen regelmäßig im Rahmen einer kollegialen Intervision oder Supervision. Außerdem gibt es dort auch Platz für eigene Themen und Sorgen. Ich glaube, dass kein Mensch auf dieser Welt mich so gut kennt wie mein Supervisor. Nicht weil ich ihm besonders viel über mich mitteile, sondern weil er auch hört, was ich nicht explizit sage. Er ordnet ein, was ich ausspreche und was ich nicht ausspreche, und setzt es in einen Bezugsrahmen, den er über mich hat. Er sieht mich neutral, ohne hinderliche Annahmen und Bewertungen. Er hat dadurch ein realistisches Bild von mir. Viel realistischer, als ich es von mir selbst habe.

Aber seine anerkennenden Worte lösen eine körperliche Anspannung in mir aus. Es fühlt sich unangenehm an. Und ich weiß auch, warum. Und er auch.

»Na, können Sie das Lob wieder nicht annehmen?«, sagte er grinsend.

»Ich arbeite daran«, erwiderte ich schmunzelnd.

»Wissen Sie, was so interessant ist. Sie haben die Beweise dafür, dass Sie gute Arbeit leisten, schwarz auf weiß vor sich liegen. Aber trotzdem glauben Sie es nicht. Es ist wohl doch nicht immer alles mit Beweisführung lösbar, oder?«

»Nein, ist es nicht. Wahrscheinlich werde ich diesen Dialog auch in mein Buch mit aufnehmen. Vielleicht am Ende. Um zu verdeutlichen, dass es nicht ausreicht, nur auf kognitiver Ebene – also rein rational – zu hinterfragen, ob der eigene Gedanke stimmt oder nicht. Wenn wir wollen, finden wir ja Hunderte Beweise. Ich kann ja auch meine Zeugnisse, Urkunden, Therapieabschlüsse vorlegen und meinen eigenen hinderlichen Annahmen entgegenhalten. Aber es reicht nicht. Ich glaube es trotzdem nicht.«

»Weil sie es nicht fühlen«, sagte er ruhig.

Das hatten wir schon oft genug.

»Genau. Ich fühle es nicht. Ich denke es nur. Wie komme ich ins Gefühl? Wie fühlt man sich, wenn man stolz auf sich selbst ist? Wie fühlt sich dieses ›Auf-die-eigene-Schulter-Klopfen‹ eigentlich an? Wie soll man das fühlen, wenn man es nicht kennt?«, fragte ich, obwohl es weniger wie eine Frage klang.

»Was fühlen Sie denn, wenn Sie versuchen, das Gefühl von Stolz zu fühlen?«, fragte er geduldig.

»Schuld. Schlechtes Gewissen irgendwie. Macht man halt nicht«, antwortete ich trocken.

»Warum macht man das nicht? Man ist nicht stolz auf sich selbst?«

»Die Therapeutin in mir sagt: *Na klar darf man stolz auf sich selbst sein.* Und sollte es auch sein. Etwas anderes in mir sagt aber: *Nee, das gehört sich einfach nicht.*«

»Warum nicht?«

Ich seufzte. Jetzt hatte ich mich wieder in ein Gespräch über meine eigenen Glaubenssätze verwickeln lassen. *Mist. Gar keine*

Lust darauf. Können wir nicht lieber über Behandlungen sprechen? Er sah es an meinem Blick.

»Sie wissen, dass ich jetzt nicht lockerlasse, oder?«, sagte er schmunzelnd.

Ja, verdammt, weiß ich.

»Es gehört sich nicht, weil ich mich nicht so wichtig nehmen sollte. Nicht so viel Raum einnehmen sollte. Ruhiger, bedeckter und weniger sichtbar sein sollte«, antwortete ich widerwillig.

»Weil …?«, hakte er nach.

»Weil es sicherer ist.«

»Brauchen Sie Sicherheit?« Er kannte die Antwort schon.

»Nein«, sagte ich und verdrehte die Augen. Wir beide wussten, dass mein Thema nicht Sicherheit war.

»Okay. Warum sollten Sie dann ruhiger, bedeckter und weniger sichtbar sein wollen?«

Oh nein, er kennt mich einfach zu gut! Ich wollte dieses Gespräch in andere Bahnen lenken, aber er lässt es nicht zu.

»Weil es mir nicht zusteht«, sagte ich diesmal ehrlich.

»Was genau steht Ihnen nicht zu?«, fragte er, obwohl er die Antwort kannte.

»Können wir das nicht lassen. Sie wissen es doch sowieso«, sagte ich genervt.

»Was genau …?«, setzte er an, um seine Frage zu wiederholen.

»Die Anerkennung! Die Anerkennung steht mir nicht zu«, sagte ich noch genervter. »Jedenfalls fühlt es sich so an. Ich will sie einfach nicht. Jegliche Anerkennung, jedes Lob und jedes Kompliment fühlen sich einfach echt unangenehm an.«

Er schmunzelte zufrieden.

»Weil Sie es nicht kennen. Kritik kennen Sie, damit können Sie umgehen. Das wissen wir ja. So schlagfertig, wie Sie oft sind.« Er lachte kurz, wurde aber wieder ernster. »Aber um zurück zu Ihrer

Frage zu kommen, woher man weiß, wie sich ›stolz auf sich selbst sein‹ denn anfühlen würde: Das wissen Sie erst, wenn Sie es fühlen. Sie können versuchen, die Anerkennung von außen anzunehmen und sich nicht emotional dagegen zu wehren. Wenn Sie Lob erhalten, dann versuchen Sie mal, diese innere Anspannung loszulassen, tief einzuatmen und das Lob anzunehmen. Dann spüren Sie, wie gut sich so ein Lob anfühlen kann. Sie haben dann eine Ahnung davon, wie sich echte Anerkennung anfühlt, und können langfristig versuchen, dieses Gefühl in sich selbst auszulösen. Ohne dass jemand von außen Sie anerkennen muss.«

Auf dem Heimweg dachte ich über seine Worte nach. Mir fielen einige Patient:innen ein, für die diese »Anleitung« sehr hilfreich sein würde. Und ich war wieder direkt bei den anderen. *Bleib bei dir*, ermahnte ich mich selbst.

Ich habe jetzt also die Wahl zwischen dem ewigen innerlichen Verkrampfen, wenn ich anerkannt werde, verbunden mit der Weigerung, mir selbst Anerkennung zuzugestehen – oder dem Hinterfragen meines hinderlichen Glaubenssatzes plus dem aktiven Hineinspüren in das entsprechende Gefühl. Und diese Wahl hat jede:r von uns. Immer.

- Wie fühlt sich Anerkennung an?
- Wie fühlt es sich an, gut genug zu sein?
- Wie fühlt es sich an, wenn man wichtig ist?
- Wie fühlt es sich an, wenn man wertvoll ist?
- Wie fühlt es sich an, stolz auf sich selbst zu sein?
- Wie fühlt es sich an, wenn man bedingungslos geliebt wird und sich selbst lieben kann?

Viele von uns wissen genau, wie sich ein Mangel, ein Defizit, ein Nichts-Sein anfühlt. Aber wie fühlt es sich an, ganz zu sein?

Wir werden es erst erfahren, wenn wir das Gefühl auch zulassen. Wenn wir die erste Reaktion von zum Beispiel innerer Anspannung oder abwehrenden Gedanken unterbrechen und ganz bewusst in das Gefühl gehen. Wie fühlt es sich ohne meine Abwehr an? Betrachten wir es als eine Art Experiment, bei dem wir einfach nur mal für einen kurzen Moment ausprobieren, wie es sich anfühlt – und wir lernen etwas Neues kennen. Ein neues Gefühl, einen neuen Zustand und eine neue Reaktion. Aber es reicht nicht, nur darum zu wissen. Wir müssen es auch tun.

Es gibt einen großen Unterschied zwischen theoretischem Wissen und der Anwendung dessen. Ich weiß, wie ich Glaubenssätze bei anderen Menschen erkennen, hinterfragen und verändern kann. Ich weiß, welche Fragen ich wann stellen muss und wann ich schweigen muss. Ich kann erklären, warum sich ein Glaubenssatz überhaupt erst entwickelt hat und welche Kette an Gefühlen, Gedanken und Verhalten er im Heute auslöst. Aber wenn es um meine eigenen Glaubenssätze geht, brauche auch ich eine neutrale Sicht von außen. Jemanden wie meinen Supervisor, von dem ich genau weiß, dass er mich ohne einen Filter von hinderlichen Glaubenssätzen – einfach sehr realistisch – betrachten kann. Jemanden, dessen Perspektive ich für einen kurzen Augenblick übernehmen kann und aus dessen Augen ich mich selbst betrachten kann. Egal ob es eine professionelle Arbeitsbeziehung oder eine persönliche und private Beziehung ist: Uns selbst und unsere Geschichte aus der Perspektive anderer Menschen zu sehen, gibt uns wertvolle Informationen, die wir allein niemals erhalten könnten.

In der nächsten Supervision sprachen wir über mein Buchprojekt. »Warum schreibe ich eigentlich jetzt ein Buch? Ich habe das Gefühl, dass ich das gar nicht kontrolliere oder bewusst entscheide. Da war nicht dieser Moment von ›Oh, ich schreibe ein Buch und es wird so und so aussehen‹, sondern es passierte gefühlt einfach. Genau wie mit der App, an der ich arbeite. Alles passiert einfach. Und so oft fragen mich andere Menschen, wie ich das alles schaffen würde – und bemerken, dass ich ja besonders ehrgeizig sein müsse. Und ich frage mich dann: Hä, was schaffe ich denn? Und welcher Ehrgeiz? Ich erlebe mich selbst überhaupt nicht als ehrgeizig. Ich mache irgendwie einfach das, was kommt. Aber warum eigentlich? Was ist mein Antreiber? Keine Ahnung«, ließ ich mich aus.

»Geht es denn um Anerkennung? Erhoffen Sie sich Anerkennung von irgendjemandem?«, fragte mein Supervisor.

»Das habe ich mich nach unserer letzten Sitzung auch gefragt. Vielleicht geht es ja um Anerkennung. Aber gleichzeitig ist sie mir ja auch so unangenehm und ich weiche ihr aus, wenn ich sie erhalte. Irgendwie ist es das nicht. Es fällt mir sehr leicht, ohne Anerkennung zu leben. Ich suche sie nicht aktiv. Ich bin auch nicht gekränkt, wenn ich sie nicht erhalte.«

»Für wen schreiben Sie dieses Buch? Für sich selbst? Um die Fälle aus der Therapie zu verarbeiten?«, fragte er.

»Nein. Das sagen immer alle gerne. Dass sie im Grunde alles für sich selbst machen. Mir wurde so oft gesagt, dass ich mir als Zielgruppe mich selbst vor circa fünf Jahren vorstellen solle. Und mich fragen soll, was ich damals gern in einem Buch über das Thema Glaubenssätze gelesen hätte, um das dann aufzuschreiben.«

»Klingt doch nach einem guten Rat, oder?«

»Ja, aber nicht für mich. Ich würde lügen, wenn ich sage, ich habe es für mich geschrieben«, sagte ich.

»Für wen dann?«

»Für alle anderen. Aber nicht für mich. Ich kenne die Geschichten ja schon. Mir wurden sie erzählt. Aber ich fand sie so wertvoll und so lehrreich, dass ich mir, während ich sie hörte, oft wünschte, dass mehr Menschen davon erfahren könnten. Die Geschichten sollten nicht im stillen Kämmerlein bleiben und nur in meinen Gedanken verarbeitet werden«, erklärte ich.

»Es geht Ihnen mehr um die Geschichten als um die Glaubenssätze und die Theorie dahinter? Das wird ja kein typisches Sachbuch oder ein klassischer Ratgeber, so wie ich es bisher verstanden habe.«

»Wir leben im 21. Jahrhundert. Das Internet ist voll von Anleitungen und Informationen über Glaubenssätze und wie man sie hinterfragen kann. Es ist nicht schwer, an diese Informationen zu kommen. Ich werde das auch in meinem Buch behandeln, aber der Fokus soll auf dem liegen, was meine Patient:innen mir berichtet haben und wie sie ihr Erlebtes wahrgenommen haben. Ich will dazu anregen, dass die Leser:innen die Perspektiven wechseln. Immer und immer wieder. Denn wie viele Menschen machen sich, während sie die Geschichte einer anderen Person hören, Gedanken um die dahinter liegenden Annahmen der Person? Wer verschwendet auch nur einen Gedanken daran, sich kurz mal in die Perspektive des anderen zu versetzen und zu überlegen, welches Motiv sie oder ihn antreiben könnte?

Es wird so schnell bewertet und geurteilt. Wir denken gleich in Kategorien und stempeln so ab. Wer beschäftigt sich denn heute noch nicht nur mit seinen eigenen Gedanken, sondern auch mit denen der anderen? Mir geht es nicht um theoretische Konstrukte, die schon hundertfach beschrieben und gedruckt worden sind. Mir geht es um Empathie. Meiner Meinung nach das wichtigste Gut der Menschheit.«

»Das sind aber hohe Ansprüche. Warum sind die so hoch?«, fragte er. »Wäre es nicht leichter für Sie, wenn Sie weniger hohe Ansprüche – auch an die Leser:innen – haben würden?«

»Klar wäre das leichter. Aber ich fände es auch nicht schlimm, wenn Leser:innen das Buch weglegen, weil es nichts in ihnen ausgelöst hat. Dafür ist jede:r selbst verantwortlich. Das geht mich im Grunde nichts an. Ich bin da nicht enttäuscht, weil ich keine Ansprüche an das Verhalten der Leser:innen habe«, erklärte ich.

»Sondern? An sich selbst?«

»An uns Menschen als Kollektiv.«

Jetzt grinste er wieder. »Erklären Sie das genauer«, forderte er.

»Ich glaube, ich habe mich gerade selbst verstanden. Ich habe kein Bedürfnis nach Anerkennung von außen. Ich habe das Bedürfnis, etwas beizutragen. Und wenn es nur dieses Buch ist, das vielleicht in irgendeiner Buchhandlung in der Ecke ›Sachbuch/Psychologie‹ verstauben wird. Wenn nur ein Mensch es findet und sich in die Perspektive der Protagonisten aus den Geschichten versetzt und auch nur für einen kleinen Moment fühlt, was sie gefühlt haben müssen. Und infolgedessen sich vielleicht sogar fragt, was andere Menschen zu ihrem Verhalten bewegen könnte, bevor einfach das Verhalten bewertet wird. Dann ist alles getan. Dann habe ich mein Ziel erreicht. Das treibt mich an«, sagte ich. Diesmal viel zufriedener. Denn es hatte sich gerade ein Knoten gelöst. Ich wusste, warum ich das tat. Ich hatte es mir zum ersten Mal bewusst gemacht. Und da war Kohärenz. Diese innere Übereinstimmung. Ich wusste, warum ich nächtelang vor meinem Laptop hing und an diesem Buch schrieb. Wenn ich mich das nächste Mal fragte, *Wozu das Ganze eigentlich? Warum tust du dir diesen Stress gerade an?*, dann wüsste ich warum. Ich will diesen einen Menschen erreichen. Wer auch immer das sein wird. Vielleicht bist du es gerade beim Lesen dieser Zeilen. Vielleicht legst du mein Buch aber auch unbeeindruckt weg und es landet in einer Bücher-Box auf der Straße. Vielleicht findet es dann dieser eine Mensch, den es finden und berühren soll. Es geht nicht um Anerkennung. Es geht um Empathie.

Wir Menschen sind soziale Wesen und haben daher das große Glück, nicht jede Erfahrung am eigenen Körper erleben zu müssen, um daraus zu lernen. Wir müssen nicht jeden Fehler selbst begehen, um dann aus den Konsequenzen zu lernen. Wir müssen auch nicht jede Erfahrung selbst gemacht haben, um sie zu kennen. Wir können aus den Geschichten anderer Menschen wichtige Lehren für uns selbst ziehen. Durch diese eine besondere Fähigkeit, die wir haben: Empathie.

•

Höchstwahrscheinlich hast du dich beim Lesen der Geschichten in die Perspektive der Menschen hineinversetzt. Dadurch hast du verstanden, was sie denken, und konntest erahnen, wie sie sich fühlen könnten. Du konntest nachvollziehen, warum sie taten, was sie taten. Und bei der einen oder anderen Geschichte konntest du es vielleicht sogar ganz besonders gut nachvollziehen. Denn du kanntest die Geschichte möglicherweise schon von dir selbst. Diese Geschichte hast du dann wahrscheinlich ganz besonders mitgefühlt. Aber hattest du dann nur mit der Person, die diese Geschichte erlebt hat, mitgefühlt? Oder auch mit dir selbst?

Fühlen wir nicht automatisch mit uns selbst mit, wenn wir intensiv mit anderen mitfühlen?

Ich empfinde es als höchst wichtig, sich mit Geschichten anderer Menschen auseinanderzusetzen. Denn wir erweitern damit unseren Erfahrungsschatz an Geschichten und Perspektiven und können uns zukünftig in andere Menschen und ihre Situationen besser einfühlen. Dieses Wissen verändert, wie wir in sozialen Situationen handeln. Wir werden emotional intelligenter und können die Perspektive der anderen nicht nur auf rationaler Ebene nachvollziehen, sondern vielleicht sogar nachempfinden. Ist diese Empathiefähigkeit nicht das A und O für jegliche zwischenmenschliche Beziehung?

Sollten wir diese Art der Empathie nicht auch für uns selbst aufbringen?

Ganz egal, was du erlebt haben magst, wie deine Geschichte aussieht und welche Glaubenssätze hinter deinen Gedanken und Gefühlen und vielleicht auch bisherigen Entscheidungen stecken mögen: Ich hoffe, du begegnest dir und deiner Geschichte mit Selbstmitgefühl. Sei mitfühlend mit dir selbst, so wie du es beim Lesen dieser Geschichten mit den Erzählenden warst.

Unser Denken ist oft gekennzeichnet durch Strenge und eine unbarmherzige Härte. Wie ein kühl-distanzierter, autoritärer Elternteil, der Fehler nicht verzeiht, sondern hart bestraft. Kein Wunder, dass viele Menschen, die so erzogen worden sind, auch oft wenig mitfühlend mit sich selbst sind. Denn wie wir denken und welchen Denkmustern wir unterliegen, haben wir genauso erlernt wie unsere Verhaltensweisen und -muster. Wenn du also besonders streng mit dir selbst bist und dich selbst oft kritisierst und dir keine Fehler verzeihst, dann blicke einfach mal zurück in deine Kindheit und Jugend und beobachte, wie wichtige Bezugspersonen, wie deine Eltern, Erzieher:innen oder Lehrer:innen mit dir umgegangen sind. Beobachte dabei aber auch, wie diese wichtigen Bezugspersonen mit sich selbst umgegangen sind. Wie wurde auf deine oder ihre Fehler reagiert? Wie wurde mit schlechten Noten und wie mit guten Noten umgegangen? Was waren besondere Leitsätze, die immer wieder gefallen sind, wie zum Beispiel »ohne Fleiß kein Preis« oder »erst die Arbeit, dann das Vergnügen«?

Diese und ähnliche Leitsätze mögen »hilfreich« sein, um Disziplin und Tüchtigkeit zu lehren, aber war auch ausreichend Raum, in dem Vergnügen, Leichtigkeit und Genuss vermittelt wurde?

So gut wie jeder hat diesen einen Satz, den Mutter oder Vater immer wieder beiläufig gesagt haben. Meine Mutter sagte beispielsweise immer: »Das Leben ist hart und beschissen.« Und ich habe kein besonders positives Weltbild entwickelt. Dass das Leben auch wirklich unfassbar schön sein kann, musste ich durch viele neue

Erfahrungen, die ich bewusst wahrgenommen habe und als positiv bewertet habe, erst lernen.

Wenn wir also zu streng, zu kühl und zu hart erzogen worden sind, dann fehlt uns oft das Mitgefühl mit uns selbst. Wir gehen ähnlich mit uns selbst um, wie früher mit uns umgegangen wurde. Ein barmherziger, freundlicher und liebevoller Umgang wurde dann einfach nie erlebt und deshalb nicht erlernt. Theoretisch wissen wir zwar, wie es sein müsste, und viele schaffen es, ihre eigenen Kinder liebevoll zu erziehen, obwohl sie selbst nicht in den Genuss einer solchen Erziehung gekommen sind. Das eigene Selbst aber leidet weiter. Denn es erfährt diese liebevolle Behandlung unter Umständen nie.

In einer psychotherapeutischen Behandlung haben Menschen die Möglichkeit, eine neue Beziehungserfahrung zu machen. Nämlich zu erleben, dass sie – egal, was sie denken, sagen oder tun – vollständig angenommen, wertgeschätzt und akzeptiert werden. Sie erhalten einen sicheren Rahmen, der es ihnen überhaupt möglich macht, sich mit sich selbst tiefer auseinanderzusetzen. Ohne eine empathische Begleitung würde es doch jedem:r von uns sehr schwerfallen, liebevoll auf die eigene Geschichte zu blicken und sie wertschätzend und empathisch zu hinterfragen. Oder uns unseren größten Ängsten zu stellen und dabei behutsam und geduldig mit uns selbst zu sein. Wie sollen wir das tun, wenn wir es nie gelernt und nie erfahren haben? Daher ist die therapeutische Beziehung die mit Abstand wichtigste Bedingung für eine erfolgreiche Psychotherapie. Es wird den Betroffenen zunächst ermöglicht zu erfahren, wie es ist, wenn jemand mitfühlend mit einem umgeht. So kann Lernen am Modell stattfinden. Wenn ich als Psychotherapeutin mitfühlend, empathisch und wertschätzend mit meinen Patient:innen umgehe, während sie eine Krise haben, können sie daraus lernen, wie sie während der nächsten Krise mitfühlend mit sich selbst umgehen können.

Ein plumpes »Sei doch liebevoller zu dir« oder »Liebe dich selbst!« ist einfach nicht zielführend. Viele Betroffene können diese Aufforderung nicht umsetzen, weil sie die dahinterstehende Aussage »Du bist liebenswert« nicht einfach glauben können. Um das Selbstmitgefühl und damit die Empathie mit sich selbst zu erhöhen, bedarf es mehr Realität. Wenn der Istzustand einer Person diese strenge, harte und unbarmherzige innere Stimme ist, dann hilft die ebenso strenge Ansage »Lieb dich doch einfach selbst!« nicht weiter. Denn sie ist zu diesem Zeitpunkt noch unrealistisch. Realistischere Ziele erhalten wir, indem wir die Grauzonen zulassen, die Widersprüche leben und alternative Kategorien zwischen der Strenge und dem Mitgefühl erstellen.

So schön das in der Theorie auch klingen mag, spätestens an diesem Punkt stellen sich die meisten Menschen die Frage: *Aber wie genau sieht Selbstmitgefühl denn aus? Wie mache ich das? Wie gehe ich empathisch mit mir selbst um?*

Ein mitfühlendes Selbst spricht beispielsweise so zu sich: »Ich kann mich gerade nicht ausstehen, aber ich weiß auch, dass es nur meine aktuelle Sichtweise ist. Ich bin geduldig mit mir selbst und sorge in dieser schweren Zeit trotzdem gut für mich. Ich darf mich ausruhen und ich darf Fehler machen. Und wenn ich mich wieder dabei erwische, wie ich mich selbst niedermache und kritisiere, atme ich tief durch und rede mitfühlend mit mir. Ich weiß, dass ich denke, dass ich Strenge und Härte verdient habe, weil es mir so vertraut ist. Aber dieser Gedanke ist nur eine Annahme. Es ist kein Fakt. Ich verdiene einen liebevollen Umgang und bin bereit, ihn mir zu geben. Es wird nicht leicht sein, weil ich mich selbst noch davon überzeugen muss, aber ich werde dabei geduldig und freundlich mit mir selbst sein.«

Wenn es dir – in einer für dich herausfordernden Situation – sehr schwerfällt, mitfühlend mit dir selbst zu sein, dann kannst du dich selbst ein wenig austricksen, indem du eine weitere Person miteinbeziehst. Frag dich beispielsweise, wie du mit einem geliebten Menschen – wie ein:er beste:r Freund:in beispielsweise, ein:er Partner:in oder einem Kind – sprechen würdest, wenn sie diese herausfordernde Situation erleben. Was würdest du ihnen sagen und wie würdest du auf sie eingehen, um sie zu unterstützen? Bestimmt fallen dir viele liebevolle Worte und Gesten ein. Versuche, diese dann auch auf dich selbst anzuwenden. Sei dir selbst eine mitfühlende, liebevolle Bezugsperson – vor allem, wenn du gedanklich gerade besonders streng zu dir bist.

Vergiss nicht: Es sind *deine* Gedanken in *deinem* Körper. Du entscheidest, wie freundlich oder streng sie sein dürfen.

Es ist deine Geschichte, die aus deiner Feder stammt. Du entscheidest, ob du sie glaubst.

Wir sind das, was wir glauben.
Wir denken, was wir glauben.
Wir tun, was wir glauben.
Wir fühlen, was wir glauben.

Entscheide also ganz bewusst:
Was von dem, was ich denke, will ich tatsächlich glauben?

Du bist dran!

Du hast dich auf die Geschichten meiner Patient:innen eingelassen und dich mit ihren Glaubenssätzen auseinandergesetzt. Vielleicht hast du während des Lesens auch schon eine Ahnung davon erhalten, wie deine eigenen Glaubenssätze klingen könnten. Um dich auf deiner eigenen Reise in deiner eigenen Geschichte etwas zu unterstützen, habe ich dir diesen Praxisteil beigefügt. Die folgenden Fragen kannst du nutzen, um dich selbst zu reflektieren und zu hinterfragen. Ich empfehle dir aber, nicht alle Fragen auf einmal zu beantworten, sondern dir Zeit zu lassen. Es kann gut sein, dass eine Frage dich tagelang beschäftigt, während andere für dich sehr leicht zu beantworten sind. Nimm dir hier die Zeit, die du brauchst. Und wenn es Jahre sind. Das Ziel ist nicht, dass du etwas schnell durcharbeitest, sondern dass du dich selbst besser kennenlernst und diese Erkenntnisse in den Alltag übertragen kannst. Das geht nur, wenn du dir genügend Zeit für diese Fragen nimmst und zwischendurch Pausen machst, damit die Fragen in deinem Alltag nachwirken können.

Am besten fängst du damit an, dass du reflektierst, welche Geschichten zu welchen Reaktionen, Gefühlen und Gedanken bei dir geführt haben. Welche Geschichte hat dich besonders berührt? Welche hat dich kaltgelassen? Mit welchen Protagonist:innen konntest du dich besonders identifizieren? Und warum? Wer war dir vielleicht sogar total unsympathisch und hat eher eine Art Abwehr ausgelöst? Und warum?

Welches Kapitel hast du nur so verschlungen und durch welches Kapitel musstest du dich durchkämpfen? An welcher Stelle hättest du das Buch am liebsten weggelegt? Und warum? An welcher Stelle hast du das Buch tatsächlich weggelegt? Und warum? Welche Geschichte hast du sofort wieder vergessen und welche hat dich noch nach dem Lesen beschäftigt? Was genau hat dich daran beschäftigt?

Ich möchte mit diesen Fragen erreichen, dass du bewusst wahrnimmst, was genau sich in dir abspielt, während du etwas tust, liest, erfährst, erlebst. In dem Moment selbst nehmen wir das selten wahr, aber wir können danach in Ruhe die Situation reflektieren. Und genau dafür sind diese Fragen da. Wenn du merkst, dass eine Textstelle oder ein Kapitel besondere Gefühle in dir auslöst, dann nimm diese bewusst wahr und frage dich selbst: Was genau ist das für ein Gefühl und was genau in diesem Text hat das in mir ausgelöst? Ist da vielleicht eine eigene Erinnerung, Erfahrung oder eine Annahme, die dadurch aktiviert wurde? Was ist das Erste, was du gedacht hast, als du die jeweilige Stelle gelesen hast?

Die ersten Gedanken geben oft wichtige Hinweise auf unsere dahinter liegenden Annahmen. Wenn du bei einer Aussage innerhalb einer Geschichte beispielsweise dachtest: »Was für ein Quatsch!«, dann frage dich: *Warum halte ich diese Aussage dieser Protagonist:innen für Quatsch?*

Denn es scheint eine Inkohärenz in dir auszulösen. Da stimmt etwas nicht überein. Das, was da gesagt wurde, trifft auf eine fest verankerte Annahme in deinem Inneren, die absolut dagegenspricht. Um diese zu verteidigen, reagierst du schnell und teilweise unbewusst mit einer Bewertung. Es erscheint der automatische Gedanke: *Was für ein Quatsch!*

Wenn du diesen hinterfragst, lernst du etwas über dich und deine Annahmen. Es geht hierbei nicht darum, ob dein Gedanke falsch oder richtig ist. Es ist deine Bewertung und für dich ist sie richtig. Wir sprechen hier von subjektiver Wahrheit. Sie muss und kann aber nicht für alle anderen gelten. Es geht vielmehr darum, dass du durch das bewusste Wahrnehmen und Hinterfragen deiner automatischen Gedanken deinen Annahmen und Glaubenssätzen auf die Spur kommst. Wichtig: Diese müssen nicht hinderlich sein! Die können auch absolut funktional und hilfreich sein.

1. Fragen zur Biografie

Um mehr über deine eigenen Glaubenssätze zu erfahren, ist es sinnvoll, bei deiner Biografie anzufangen. Im Folgenden findest du Fragen und Assoziationsaufgaben zu deiner Kindheit, deiner Familie und deinem Selbstbild. Diese Fragen basieren auf dem »Fragebogen zur Lebensgeschichte« nach A. Lazarus (1973).

- Charakterisiere deinen Vater bzw. deine entsprechende Bezugsperson. Wie würdest du seine:ihre Haltung dir gegenüber beschreiben?
- Charakterisiere deine Mutter bzw. deine entsprechende Bezugsperson. Wie würdest du ihre Haltung dir gegenüber beschreiben?
- Welche Atmosphäre herrschte in deinem Elternhaus bzw. dem Haus, in dem du aufgewachsen bist?
- Wie kamen deine Eltern bzw. Bezugspersonen miteinander und mit den Kindern aus?
- Gab es regelmäßige gemeinsame Mahlzeiten in der Familie?
- Gab es gemeinsame Aktivitäten bzw. Unternehmungen der Familie? Wenn ja, welche?
- Konntest du deinen Eltern bzw. Bezugspersonen vertrauen?

- Fühltest du dich grundsätzlich von deinen Eltern bzw. Erziehungspersonen geliebt und akzeptiert?
- Waren deine Eltern in deiner Kindheit und Jugend in der Regel über deinen Aufenthaltsort informiert? Wussten sie, was dich beschäftigt?
- Bist du von deinen Eltern bestraft worden? Wie?
- Bist du von deinen Eltern belohnt worden? Wie?
- Wie stehst du heute zu deiner Familie?
- Leiden Familienmitglieder an psychischen Störungen, an Suchtproblemen oder schweren Krankheiten?
- Pflegte deine Familie viele Kontakte zur Außenwelt oder lebte sie eher abgeschottet?

Wie siehst du dich selbst? Kreise ein.

zurückhaltend • glücklich • uninteressant • energisch • stark
misstrauisch • sympathisch • dumm • naiv • verschlossen
pessimistisch • eifrig • einsam • tatkräftig • verletzbar • großzügig
träge • ängstlich • reizbar • nachlässig • optimistisch • wachsam
selbstsicher • intelligent • ausgeglichen • gesprächig • kritisch
unglücklich • unattraktiv • teilnahmslos • aggressiv • gesellig
genau • neugierig • eifersüchtig • nachdenklich • oberflächlich
ruhelos • anhänglich • beständig • unkonzentriert • fragil
unbefangen • ausdauernd • hilflos • offen • lebendig • verträumt
tüchtig • unausgeglichen • spontan • verkrampft • fröhlich
energielos • attraktiv • selbstunsicher

Bitte ergänze spontan:

- Meine Persönlichkeit würde ich beschreiben als …
- Ich war schon immer sehr …
- Besonders stolz bin ich auf …
- Mir fällt es schwer, mir einzugestehen, dass …
- Man kann mich verletzen, indem man …
- Meine Mutter erinnere ich als …
- Das hätte ich von meiner Mutter gebraucht, habe es aber nicht bekommen: …
- Mein Vater erinnere ich als …
- Das hätte ich von meinem Vater gebraucht, habe es aber nicht bekommen: …
- Wenn ich mich trauen würde, »ich selbst« zu sein, würde ich . . .
- Was mich besonders ärgert, ist …
- Das brauche ich von meinem:r Partner:in, aber erhalte es nicht ausreichend: …
- Erwachsenwerden ist für mich schwierig, weil …
- Ich könnte mir selbst helfen, indem ich …
- Ein Vorteil, mein Problem zu haben, ist …

Beschreibe:

- Was machst du größtenteils in deiner Freizeit?
- Welche Hobbys und Interessen hast du?
- Körperempfindungen, die besonders angenehm für dich sind
- Körperempfindungen, die besonders unangenehm für dich sind
- Eine für dich sehr angenehme Fantasievorstellung
- Eine für dich sehr unangenehme Fantasievorstellung
- Deinen irrationalsten Gedanken, deine unvernünftigste Idee
- Eine soziale Situation, in der du dich wohlfühlst
- Eine soziale Situation, die dich traurig macht
- Eine soziale Situation, die dir sehr unangenehm ist

Was würden folgende Menschen über dich sagen?

- Eine fremde Person
- Dein Vater
- Deine Mutter
- Dein:e Partner:in
- Dein:e beste:r Freund:in
- Jemand, der:die dich nicht leiden kann

Wovor hast du große Angst?

1. …
2. …
3. …
4. …
5. …

Wo ordnest du dich auf der untenstehenden Linie zwischen den beiden Polen ein? Setze eine Marke.

Ich mag mich. Ich mag mich nicht.

2. Glaubenssätze erkennen

Nun folgen Fragen, die dich dabei unterstützen können, deine Gedanken, dein Verhalten und deine hinderlichen Annahmen und Glaubenssätze zu erkennen. Die meisten Fragen kennst du schon aus den vorherigen Kapiteln. Hier hast du die Gelegenheit, sie für deine persönliche Situation anzuwenden.

Allerdings wirst du nicht bei einmaligem Beantworten der Fragen sofort auf deine Glaubenssätze stoßen. Baue das bewusste Wahrnehmen der eigenen Gedanken als eine regelmäßige Übung in deinen Alltag ein.

Du könntest dich zum Beispiel über den Tag hinweg öfter selbst daran erinnern, mal kurz zu überprüfen, was du gerade denkst und warum. Hilfreich ist es auch, sich die Antworten protokollartig kurz zu notieren:

- Was denke ich gerade?
- Warum denke ich das gerade?
- Welches Bedürfnis habe ich gerade?
- Welche Aussagen, die ich in meinem Leben gehört habe, haben heute noch einen starken Einfluss auf mich?
- Welche Aussagen lösen starke Gefühle (egal welcher Art) in mir aus?
- Was ist mein Lebensmotto?
- Welche Werte sind mir wichtig?
- Wie gehe ich mit mir um, wenn es mir nicht gut geht?
- Wie gehe ich mit mir bei Erfolgen/Misserfolgen um?
- Welche Bedürfnisse hatte ich in meiner Kindheit, die nicht ausreichend erfüllt worden sind?
- Wäre etwas anders, wenn meine Eltern meine Bedürfnisse ausreichend erfüllt hätten?

- Wie gehe ich heute mit meinen Bedürfnissen um?
- Bin ich strenger zu mir als zu anderen? Messe ich mit zweierlei Maß?
- Was brauche ich gerade? Was verweigere ich mir gerade?

3. Glaubenssätze hinterfragen

Wenn du beim Hinterfragen deiner eigenen Gedanken und in Folge auch beim Hinterfragen deiner Glaubenssätze angekommen bist, ist es hilfreich, die eigenen Gedanken und verinnerlichten Annahmen kritisch zu beleuchten. Du kannst dich dabei in die Rolle eines:r Richter:in versetzen und dir die Argumente der jeweiligen »Partei« genau anhören, um sie dann auf ihre Gültigkeit und ihren Nutzen für dich zu prüfen:

- Stimmt das wirklich?
- Was spricht dafür?
- Was spricht dagegen, dass dieser Gedanke wahr ist?
- Ist das immer und bei jedem Menschen so?
- Hat dieser Gedanke also eine allgemeine Gültigkeit in jeder Situation für jede Person?
- Ist der Gedanke hilfreich für mich?
- Ist der Gedanke sinnvoll?
- Welche Gefühle löst dieser Gedanke typischerweise in mir aus?
- Welchen Zweck hat dieser Gedanke früher einmal für mich erfüllt?
- Erfüllt er diesen heute noch?

Perspektivwechsel

Beim kritischen Hinterfragen deiner Gedanken kann es sein, dass du an deine Grenzen stößt und es dich teilweise frustriert, vor allem, wenn du es ohne professionelle Begleitung machst. Es kann gut sein, dass du dich in der Argumentation »verlierst« und noch von der objektiven Sicht eines:r Richter:in zu deine:r härteste:n Kläger:in wirst. Wenn dir das passiert oder auch um das generell zu verhindern, kannst du versuchen, die Perspektive zu wechseln.

- Was würdest du einer guten Freundin/einem guten Freund raten, wenn sie oder er in einer ähnlichen Situation stecken würde?
- Wenn deine Tochter oder dein Sohn dir sagen würde, dass er oder sie glaubt, unwichtig zu sein, und die eigenen Bedürfnisse ständig zurückstecken würde, was würdest du ihr oder ihm raten?
- Wenn du einen Film mit dieser Handlung siehst, was würdest du dir für die Protagonistin wünschen?

ABC-Modell (nach Albert Ellis)

Wenn es eine besondere Situation gab, die dich emotional gefordert hat, kannst du – am besten direkt nach der Situation – das ABC-Modell anwenden. Auch hier macht Übung den:die Meister:in. Wenn du das ABC-Modell regelmäßig anwendest, dann kann es dir dabei helfen, deine hinderlichen Gedanken und langfristig die Annahmen und Glaubenssätze sowohl zu erkennen, zu hinterfragen als auch zu verändern.
Die Analyse startet mit dem ersten Schritt, der *a*uslösenden Situation (*A*).

A Beschreibe hier die Situation wie in einem Drehbuch. Was ist passiert? Wenn es eine Filmszene wäre, was würde der Beobachter sehen?
Beispielsweise: Ich habe eine Einladung zu einem Vorstellungsgespräch erhalten.

B Der zweite Schritt befasst sich mit deinen Gedanken (*b*eliefs). Was hast du in dieser Situation gedacht?
Zum Beispiel: »Ich werde es total verhauen. Das wird eine absolute Katastrophe!«

Wir bleiben bei den Gedanken, aber schauen sie uns auf einer Metaebene an. Wir denken also darüber nach, was wir eigentlich denken. Was bedeuten diese Gedanken, die du unter B aufgeschrieben hast, für dich?
Zum Beispiel: »Ich bin dem einfach nicht gewachsen!«

Und welche Schlüsse ziehst du daraus für dich? Welche Annahmen könnten hinter diesen Gedanken stecken?
Zum Beispiel: »Ich bin unfähig.«

Nun kommen wir zum Schritt C, der sich mit den Konsequenzen befasst (*c*onsequences).

C Wie hast du dich in der Situation gefühlt und was hast du getan?
Zum Beispiel: Ich war unsicher und hatte Angst sowie große Selbstzweifel. Ich verspürte körperliche Anspannung und hatte Magenschmerzen. Ich konnte mich kaum auf die Vorbereitung konzentrieren und war kurz davor, den Termin abzusagen.

C′ Schauen wir uns nun noch an, was dein Ziel für zukünftige Situationen wie diese wäre. Wenn du an die Situation zurückdenkst, wie hättest du dich gerne gefühlt und wie hättest du dich eigentlich gerne verhalten?
Zum Beispiel: Ich wäre gerne entspannter und optimistischer gewesen. Ich hätte mich gerne auf meine Stärken fokussiert und mich konzentriert auf das Gespräch vorbereitet.

4. Alternative Glaubenssätze formulieren

Auch das Formulieren neuer Glaubenssätze gehört zum ABC-Modell.

B' Welche Gedanken hättest du in der Situation stattdessen denken können? Welche Gedanken hätten es dir erleichtert, so zu reagieren, wie du es dir gewünscht hättest (C')?
Zum Beispiel: »Ich bin gut vorbereitet und werde mein Bestes geben. Falls ich keine Zusage für diesen Job erhalte, ist das zwar enttäuschend, aber auch nicht das Ende der Welt. Ich werde mich weiter umschauen.«

Dieser Schritt fällt vielen Menschen unheimlich schwer. Es ist nicht so einfach, neue Gedanken für eine Situation zu formulieren, die sonst »wie gewohnt« ablief. Wie denke ich etwas anderes als das, was ich schon kenne und was automatisch in mir ausgelöst wird?

Mach dir bewusst, dass dieser Schritt sehr herausfordernd sein kann und hier keine schnellen Erfolge erwartet werden. Es geht eher darum, eine Flexibilität in deinem Denken zu schaffen. Spinn hier einfach mal rum. Frag dich, was man alles sonst so in dieser Situation denken könnte. Stell dir andere Menschen vor, zum Beispiel fiktive Charaktere oder berühmte Persönlichkeiten, und frag dich, was die in dieser Situation vielleicht gedacht und getan hätten? Was hätte Captain Jack Sparrow gedacht? Was hätte Dumbledore gedacht oder Angela Merkel? Werde hier kreativ. Es gibt kein richtig oder falsch. Es geht nur darum, dass du erkennst, dass es noch andere Sichtweisen und Handlungsmöglichkeiten gibt. Du bist deiner Sichtweise, deinen Gedanken und deinem Verhalten nicht ausgeliefert. Du kannst frei wählen. Allerdings nur, wenn es auch greifbare Alternativen für dich gibt. Und dafür ist diese Übung bestens geeignet.

Versionen deines Selbst

Um dir eine Version von dir selbst vorzustellen, die anders denkt, handelt und fühlt, habe ich dir hier zusätzlich noch einige Fragen aufgelistet, die du dir stellen kannst. Auch hier geht es nicht darum, dass die eine Version besser oder schlechter ist. Nimm hier die Bewertung immer wieder raus. Es geht darum, dass du erkennst, dass es viele Versionen deines Verhaltens geben kann und du dir aussuchen kannst, welche du leben willst.

- Wie würde ich als andere Person die Situation wahrnehmen?
- Was würde ich stattdessen glauben?
- Was würde ich denken?
- Wie würde ich mich fühlen?
- Wie würde ich mich verhalten?
- Wie würden andere mich wahrnehmen?
- Wie würden meine Beziehungen gestaltet sein?
- Wie würde ich mich in Krisen und bei Herausforderungen verhalten?
- Was genau wäre anders an meinen Gefühlen, meinen Gedanken und meinem Verhalten?
- Und wie fühlt sich das »Anderssein« an?

Wer wärst *du* ohne diesen Gedanken, diese Annahme, diesen Glaubenssatz?

- Was verändert diese Annahmen in meinem Leben?
- Was will ich über mich denken?
- Was will ich über mich glauben?
- Wie will ich mich dabei fühlen?

Dank

Mein größter und ehrfürchtigster Dank gilt meinen *Patient:innen*, die mir ihre Geschichten anvertraut haben und sich dabei dem Schmerz innerhalb ihrer Geschichte gestellt haben. Ich fühle mich mehr als geehrt, dass ich Sie dabei ein Stück begleiten durfte und während jeder einzelnen Sitzung mit in Ihre Erfahrungswelt eintauchen durfte. Ich habe von jeder und jedem von Ihnen mindestens genauso viel gelernt wie Sie von mir während der Behandlung. Und ich lerne weiterhin.

•

Natürlich danke ich *dir* und allen anderen *Leser:innen*, die sich auf dieses Buch und die Geschichten darin eingelassen haben. Danke für die Chance, die du mir als neue Autorin damit gegeben hast. Du bist der Grund, warum dieses Buch entstanden ist, und durch dein Lesen hat es seinen Zweck erfüllt. Was wäre ein Buch ohne einen Menschen, der es liest?

Von Herzen danke!